Fremdes Ich
oder
Das Auge in mir

AF286717

Der Roman einer Schizophrenie in der
Edition BoD
hrsg. von Vito von Eichborn

MIX
Papier aus verantwortungsvollen Quellen
Paper from responsible sources
FSC® C105338
FSC
www.fsc.org

Christa
Windmüller

Fremdes Ich
oder
Das Auge in mir

Roman aus der zerrissenen Innenwelt
eines schizophrenen Mannes

Edition BoD

Bücher für Entdecker

Books on Demand bietet Autoren ein neues Verlagskonzept. Viele Debütanten, etablierte Autoren und engagierte Verleger nutzen den Publikationsservice von Books on Demand und bereichern den Buchmarkt mit interessanten und außergewöhnlichen Titeln. Vito von Eichborn, einer der innovativsten Buchmacher Deutschlands, wählt als Herausgeber für die Edition BoD herausragende Neuerscheinungen aus. Lesen Sie selbst, welche Entdeckungen das Programm von Books on Demand möglich macht.

Mehr Infos auch auf www.bod.de.

Christa Windmüller war viele Jahre als Heilpraktikerin mit psychosozialen Schwerpunkten tätig. Heute arbeitet sie als freie Journalistin und Autorin. Ihr Leitgedanke ist es, nicht alltäglichen Themen ein Gesicht zu verleihen.

Vito von Eichborn war Journalist, dann Lektor im S. Fischer Verlag, bevor er 1980 den Eichborn Verlag gründete, dessen Programm noch heute ein breites Spektrum umfasst: Humor, Kochbücher und Ratgeber, Sachbücher aller Art, klassische und moderne Literatur sowie die Andere Bibliothek. Nach seinem Ausstieg im Jahre 1995 war er u. a. Geschäftsführer bei Rotbuch/Europäische Verlagsanstalt und sechs Jahre Verleger des Europa-Verlags. Seit 2005 ist Vito von Eichborn selbständig als Publizist tätig und fungiert seit März 2006 als Herausgeber der Edition BoD. Im Jahr 2010 hat er seinen Lebensmittelpunkt nach Mallorca verlegt (siehe www.vitolibri.de).

Meine Buchhändlerin sagte mir, »ja«, sagte sie ...

Ja, das könnte durchaus auf Publikumsinteresse stoßen, aber nur, wenn es nicht versimpelt ist, sondern klug, wenn es nicht zu theoretisch ist, sondern lebendig, wenn es also gleichzeitig vergnügliche Lektüre ist und das Selbstdenken anregt", hatte damals meine Buchhändlerin gesagt, als ich ihr von Büchern über Philosophie erzählt hatte.

„Dieses Buch hat nun Psychologie zum Thema, genauer: Schizophrenie", erzählte ich meiner Buchhändlerin, „und wenn es ein Buch gibt, das diese Ansprüche erfüllt, dann dieses: Es ist klug, lebendig und ..."

„Was, ein Psychothema?", unterbrach sie mich wie immer, „aber doch hoffentlich nicht Theorie. Meine Leser wollen keine Sekundärliteratur. Die wollen Menschenleben, Erfahrungen, Schicksale. Nein, nicht auf der Trivialschiene mit verkitschten Innerlichkeiten, sondern auf anspruchsvoller Ebene. Ich interessiere mich doch auch für die alte Grundfrage: Was ist der Mensch? Aber eine Abhandlung ..."

„Aber nein!", rief nun ich dazwischen, „dies ist kein Sachbuch, sondern buchstäblich erlebtes Leben. Die Autorin unternimmt das ungeheuerliche Wagnis, einen an Schizophrenie erkrankten Mann in Ichform aus seinem Leben und aus seinem Inneren erzählen zu lassen. Dabei gelingt es ihr nicht nur, dass wir dem Ich-Erzähler viel Empathie entgegenbringen, sondern auch, dass wir Leser die psychologischen Zusammenhänge der Schizophrenie unmittelbar verstehen, weil wir sie buchstäblich mit erfahren."

„Das klingt reizvoll, ja, und wo stelle ich das hin? Ist das ‚fiction' oder ‚fact', also Biografie oder was?"

„Da muss ich passen, beim Sortieren im Laden verweigere ich meinen Rat. Das gehört natürlich in die Abteilung Psychologie, außerdem zu den Autobiografien, doch in Wirklichkeit ist es natürlich ein Roman, literarisches Erzählen aus der zerrissenen Innenwelt unseres Helden."

„Und wie ist die Handlung dieses Romans?", wollte meine Buchhändlerin wissen, denn Buchhändler lieben Schubladen, weil sie ihren Kunden ein Buch in maximal drei Sätzen vermitteln müssen.

„Na gut. Der Erzähler ist ein allein lebender Briefträger. Seine große Liebe Sonja hat ihn verlassen, er ist ein Einzelgänger, fühlt sich verfolgt, hört Stimmen und steigert sich in seine Ängste. Er wird zum Alkoholiker, willenlos, bis er einen Auftrag durchs Radio bekommt: Er ist der Retter, der Auserkorene. Als blinder Passagier gelingt es ihm, sich in einem Rettungsboot auf einem Containerschiff nach Westafrika zu verstecken. Dort will er zu Fuß in die Wüste, um seinen Auftrag zu erfüllen."

„O Mann, da ist ja richtig was los", staunt meine Buchhändlerin.

„Nein, das ist ein Missverständnis, hier geht es nicht um Action. Der Plot ist nur der Rahmen, das eigentliche Geschehen findet in ihm selbst statt. Sein Überleben an Bord, wie er dann in der psychiatrischen Anstalt landet, dort abhaut, und wie er schließlich mit Medikamenten ruhiggestellt wird – all dies erzählt er uns gewissermaßen selbstverständlich. Er räsoniert über seinen Therapeuten, ‚mein Seelenklempner‘, ‚die Sitzungen sind ein Phrasengrab‘. Er hat alle Grenzen überschritten, ‚das Monster in mir‘, und schildert seine Identität als Prozess."

Ich sah meiner Buchhändlerin an, dass sie nun richtig gespannt war.

„Ja, das zieht den Leser beklemmend hinein. Wir haben eben keinen auktorialen Erzähler, der alles weiß, sondern wir erleben selbst die Zwänge und Wahnvorstellungen mit. Und wir können ihn so gut verstehen – womit dieses Buch viel mehr schafft, als irgendein Sachbuch es könnte. Dieser Mensch hat mehr als unser Mitgefühl ..."

Meine Buchhändlerin war verschwunden. Es hatte am Eingang geklingelt. „Ja, das will ich unbedingt lesen!", hatte sie noch gerufen, bevor sie zu ihrer Kundin eilte.

Beim Hinausgehen hörte ich, wie sie dieser erzählte: „Also wenn das Buch von Christa Windmüller in der Edition BoD erscheint, dann rufe ich Sie an. In dem Roman wird man so unglaublich gefesselt, weil man ja dieser ganz anderen Wahrnehmung von der Welt und von sich selbst gar nicht entkommen kann. Ich finde immer: Literatur soll mir ein tieferes Gefühl für menschliche Schicksale vermitteln ..."

Genau das vollbringt dieses Buch. Toll, wie meine Buchhändlerin ungelesene Bücher auf den Punkt bringen kann. Nun lässt sich ihre Behauptung überprüfen.

Fesselnde und anregende Lektüre wünscht

Vito von Eichborn

Wenn nicht geschehen will,
was wir wollen,
so wird geschehen,
was besser für uns ist.

Martin Luther

Das Böse in mir

Unterwegs sein, laufen, den ganzen Tag. In meinem Kopf herrscht Chaos. Ein totales Durcheinander, das ich nicht einordnen kann. Es ist nicht immer, nur manchmal. Und dann habe ich Angst oder vielleicht macht mir genau das Angst. Es ist, als ob ich plötzlich in mir selbst verschwinde, aufhöre zu existieren. Ich bin weg und doch da, allerdings nicht erreichbar. Wie weggetreten. Etwas anderes in mir drängt sich nach vorne. Dieses „andere" ist mir unangenehm, aber ich kann es nicht kontrollieren. Mir fehlt jeglicher Einfluss. Wie zwei, die permanent gegeneinander agieren wollen. Als wenn mich etwas verschluckt und ich daraufhin neben mir stehe. So, als ob ich geführt würde. Meist siegt dieses andere, das mir eigentlich Entgegengesetzte. Um nicht völlig verrückt zu werden, laufe ich. Je müder ich bin, desto normaler werde ich.

Es ist unmöglich, sich zu wehren. Ich weiß nicht, was ich tun soll. Von Beruf bin ich Briefträger, was gut funktioniert. Die Aussetzer, die eventuell gar keine sind, bekommt niemand mit. Ich wage nicht, das einzuordnen. Ahne Böses. Kann mich an meine Großmutter erinnern, viel zu gut. Habe fast Panik, in ihre Fußstapfen zu treten. Schon früh bin ich von zu Hause weg. Das alles konnte ich nicht länger ertragen. Abwarten ist nicht meine Sache. Keine Ahnung, was aus der Familie geworden ist. Lehne sämtlichen Kontakt ab. Bestimmt ist das jetzt die Strafe dafür. In der Hoffnung verschont zu bleiben, einfach das Weite gesucht, die Flucht ergriffen. Das Wort Realitätsflucht kommt mir in den Sinn, ich verdränge es schnell wieder.

Meine Gedanken geraten durcheinander. Ich kann nicht sagen, was ich gerade zu denken begonnen habe. Verliere schlicht den Anschluss oder besser, den Anfang. Fühle mich im nächsten Moment absolut leer, weiß nicht, worum es überhaupt geht.

Dieses andere lässt meinen Körper leiden. Ich bin müde, fühle mich ausgelaugt und ausgepowert, am liebsten möchte ich auf der Stelle liegen bleiben. Eine nutzlose Leere überkommt mich. Doch ich muss mich bewegen, um einen einigermaßen klaren Kopf zu behalten. Wie ein Drang, der mich laufen lässt, und zugleich spüre ich diese enorme Erschöpfung.

Der Wendepunkt

Beruflich wollte ich immer hoch hinaus. In der Schule konnte mir niemand etwas vormachen, hochbegabt sozusagen. Von Anfang an gehörte ich zu den Schnellsten und Besten. Das Studium habe ich nicht beendet. Im Zwischenexamen hatte ich den totalen Zusammenbruch, der Stress war nichts für mich. Ich habe gelernt, nichts als gelernt, Tag und Nacht. Um das irgendwie durchzustehen, habe ich literweise Kaffee getrunken. Zum Essen blieb keine Zeit. Alles ist in den Hintergrund gerückt, bis mein Ehrgeiz mich vollkommen niedergestreckt hat. Damals ging buchstäblich nichts mehr. Mein Kreislauf hat versagt und alles andere ebenfalls. Körperhygiene war ein Fremdwort. Mich interessierte nichts außer den Prüfungen und die auch nicht wirklich. Etwas in mir wusste, dass der Einsatz vergebens war. Ich wollte dagegen angehen, indem ich mich 24 Stunden dem Lernen widmete. Trotz meines sonst vorhandenen Bewegungsdrangs saß ich bloß noch da und lernte. Absolut planlos versuchte ich, alles gleichzeitig und parallel zueinander aufzunehmen. Ohne System, mit dem Wunsch, perfekt sein zu wollen, und mit dem Wissen, den Anforderungen nicht im Geringsten zu entsprechen.

Plötzlich entfernte sich die Welt, die Normalität, das Leben. Vorbei, aus der Traum. Die Zukunft, die ich mir vorgestellt hatte, war Vergangenheit. Mit mir brach alles zusammen und ich wusste es. Anschließend lag ich tagelang im Bett und war nicht ansprechbar, nicht reaktionsfähig. Ich hatte ein WG-Zimmer in einer anderen Stadt. Einer meiner Mitbewohner studierte Medizin und stand kurz vor dem Examen. Er hat mir Infusionen verpasst und Ruhe verordnet. Ich bin zu keiner Prüfung angetreten, habe nicht einmal geschafft, mich krank zu melden. Es hat Wochen gedauert, bis ich mich ein wenig erholt hatte. Einen Arzt habe ich zu der Zeit nicht gesehen, entsprechend verfiel die Chance auf Wiederholung. Wollte ich nicht, nicht so. Nach einigen Monaten des Dahinvegetierens konnte ich mich entschließen umzuziehen und einen Job anzunehmen. Und das wahrscheinlich nur, weil man mangels Studiennachweise die Bafög-Zahlungen eingestellt hatte. Gewissermaßen nebenbei wechselte sich die komplette Wohngemeinschaft ab. Der Mediziner war als Erster verschwunden. Ziemlich bald nach meinem Kollaps.

Es war nicht leicht, zu entscheiden, was ich zukünftig machen sollte. Ich habe mich einfach hängen lassen und nichts getan. Monatelang nichts getan. Meine Mitbewohner habe ich selten zu Gesicht bekommen. Manchmal gab es Ärger, wegen der Haushaltspflichten und meiner chronischen Unlust. Danach bin ich aufgestanden und habe geputzt, notgedrungen. Am späten Nachmittag, vorher habe ich es nicht geschafft. Pro Tag einen Raum, mehr war nicht drin. Das Wegfallen der Zahlungen gab mir letztlich den Anstoß, wieder ein annähernd geregeltes Leben in Betracht zu ziehen. Ich begann hinauszugehen, mich zu bewegen, einzukaufen, auf mein Aussehen zu achten. Ganz langsam normalisierte sich mein Tagesablauf, obwohl ich weiterhin Phasen hatte, in denen ich kaum ansprechbar war und wie weggetreten auf dem Bett lag. Daran störte sich niemand, am wenigsten ich selbst. Ich war froh, wenn man mich in Ruhe ließ.

Per Zeitungsannonce wurde ein Briefzusteller gesucht, kein besonders hoher Anspruch. Ich bewarb mich und es klappte. Dem folgte der Umzug in eine kleine Wohnung, was reibungslos und ohne Komplikationen vonstattenging. Ich trennte mich sogar freiwillig von meinen Zeitungen, die ich über Jahre hinweg täglich gesammelt hatte.

Mir kommt es darauf an, wichtige Informationen jederzeit nachlesen zu können. Außerdem kann man ja nie wissen, wozu eine Zeitung älteren Datums noch zu gebrauchen ist. Ich mag es nicht, Dinge unüberlegt wegzuwerfen. Trotzdem habe ich mich von meiner Sammlung getrennt, schließlich muss man Prioritäten setzen. Aber eigentlich darf ich nicht darüber nachdenken, welcher Wert mir verloren gegangen ist, immerhin hätte ich auf sämtliche Nachrichten der vergangenen Jahre bei Bedarf zurückgreifen können. Ohne meine Zeitungen fühle ich mich schier abgeschnitten. Wahrscheinlich werde ich ihnen ewig hinterhertrauern.

Zu Beginn habe ich mich in der neuen Umgebung recht gut gefühlt, alles funktionierte. Bis wieder Probleme auftraten. Wobei ich die Probleme als solche schwer definieren kann. Mir ist nicht möglich, zu sagen, was nicht in Ordnung ist. Etwas stimmt nicht und ich kann nicht abschätzen was. Hier sammle ich ebenfalls Zeitungen, vielleicht, um den Verlust der alten besser zu verkraften, doch das ist es nicht, was mich belastet. Die Trennung von meinen Zeitungen war ein fast tragischer Akt, aber mit meiner inneren Unordnung oder Unruhe steht es nicht in Verbindung.

Jetzt würde ich gerne alleine sein, ich sehne mich in die Einsamkeit. Weit weg vom menschlichen Schein. Ich war immer ein Einzelgänger, ein Sonderling. Der mit der komischen Familie und den eigenartigen Ansichten. Wenn andere traurig gewesen sind, hab ich mir ein gelegentliches Kichern nicht verkneifen können, bereits damals gegen meinen Willen. Heute ist da etwas, das nicht nur mein Lachen bestimmt, es geht darüber hinaus. Das trotzt jeglicher Beschreibung. Womöglich ist es auch das, was meiner Freundin den Rest gegeben hat.

Sonja

Ich habe sie geliebt, mehr als alles andere auf dieser Welt. Im Grunde weiß ich gar nicht, was Liebe ist – ich glaube, ich habe es nie kennengelernt. Und ob ich Sonja tatsächlich geliebt habe, ist mir nicht klar. Für meine Begriffe war es wohl Liebe, doch bedingungslos hingeben konnte ich mich ihr nicht. Zu häufig, dass mich ihre Nähe nicht erreichte und ihr nicht gelingen konnte, mich emotional zu berühren. Anfänglich hat sie sich darüber beschwert, nachher hat sie es ohne Kommentar hingenommen. Sicher ist ihr dann klar geworden, dass Männer anders denken und empfinden als Frauen. Ein Mann ist eben nicht so gefühlsbetont.

Außerdem hat Sonja mir dauernd vorgeworfen, dass ich ihr nicht zuhören würde. Meine Antworten gefielen ihr nicht. Sie fand mich egoistisch und auf ihre Bedürfnisse nicht ein bisschen Rücksicht nehmend. Anscheinend war ich nicht in der Lage, auf ihre Fragen oder Probleme einzugehen. Sie sagte, ich wolle geschickt ablenken und das Thema wechseln. Keine Ahnung, worauf sie hinauswollte. Bisweilen habe ich überhaupt nicht verstanden, was sie gemeint hat, und irgendetwas gesagt, damit ich meine Ruhe hatte. Ich habe nicht begriffen, warum sie nicht wie ich in Kontakt mit der wortlosen Resonanz steht. Die Gespräche liefen an mir vorbei, doch gemerkt habe ich es nicht. Und anscheinend ist es mir nicht gelungen, die Bedeutung allmählich herauszufühlen.

Ich kann nicht einmal sagen, dass ich ihr wirklich vertraut habe. Abgesehen davon, dass ich schon als Kind Angst hatte, bloßgestellt und hintergangen zu werden, kam später die männliche Konkurrenz hinzu. Wenn sie sich mit Freunden treffen wollte, habe ich mich an ihrer Seite überflüssig gefühlt. Ich war stinksauer und oft genug habe ich Sonja deswegen eine Szene gemacht. Vereinzelt bin ich richtig aggressiv geworden, fast tobsüchtig und sie stand mir fassungslos gegenüber. Diese Ausbrüche legten sich recht schnell wieder und mein sonst überwiegend lethargischer Zustand kehrte zurück. Sonja sah das kopfschüttelnd mit an, bis sie sich voller Unverständnis von mir abwendete oder mich einfach stehen ließ und ging. Zumindest musste ich in ihrer Anwesenheit nicht an meine Familie denken. Ich meinte es hinter mir gelassen zu haben. Sonja habe ich nichts von ihnen erzählt.

Die Erblast

Meine Großmutter und deren Schwester, die die längste Zeit ihres Lebens in verschiedensten Anstalten verbracht haben. Meine Mutter, die weggelaufen ist, als ich ein kleiner Junge war. Man hat sie Tage später aufgegriffen, völlig verwahrlost. Sie schien von der ganzen Welt abgetrennt zu sein. Wie eine Wand, die man durchbrechen musste, um zu ihr zu gelangen. Ich habe es nie geschafft, dorthin vorzudringen.

Eine eigenartige Familie, gesprochen hat man allerdings nicht darüber. Niemand sollte etwas erfahren, für alles ist eine offizielle und logische Erklärung gefunden worden. Wir sind immer Außenseiter gewesen. Und innerhalb der heimischen vier Wände hat sowieso jeder sein eigenes Leben gelebt. Mich hat man von Anfang an aus allem herausgehalten. Jede Frage war zu viel. Um nicht noch weiter mit Missachtung gestraft zu werden, habe ich mir rasch abgewöhnt zu fragen.

Ich war meist allein. Besuch mitzubringen war nicht erlaubt. Das Zusammensein mit Freunden oder abends wegzugehen sind mir fremd. Das sind Bedürfnisse, die ich nicht kenne. Früher hatte ich ein paar Freunde, aber die haben sich von mir zurückgezogen. Und mit zunehmendem Alter verlor ich das Interesse an ihnen. Eines Tages dann trat ich generell die Lust auf Kontakte ab.

Kurzes Allegro und tiefer Fall

Ziemlich einsam und in mich gekehrt, lernte ich Sonja kennen. Sie ist mir morgens beim Austragen begegnet. Fasziniert von dieser Frau, habe ich mich ein bisschen hervorgewagt. Ihre Reize haben mich damals aus der Melancholie gerettet. Die Zeit mit ihr war wunderschön. Sonja hat keine Fragen gestellt – ich durfte so sein, wie ich bin. Sie ist erst stutzig geworden, als ich von ihr wissen wollte, ob sie die weißen Würmer in der Toilette nicht endlich wegspülen wolle, schließlich seien Würmer im Bad ekelhaft. Bis ich herausfand, dass diese Würmer gar nicht von Sonja, sondern von mir stammten. Jedes Mal wenn ich urinierte, kamen dutzendweise Würmer mit. Ich bin fast wahnsinnig geworden. Sonja fand mich krank, ich mich nicht. Die Anwesenheit der Würmer war doch nicht meine Schuld. Na ja, die waren auch ziemlich bald wieder verschwunden, Sonja ebenfalls. Beide sind bis heute nicht mehr aufgetaucht.

Seit Sonja weg ist, geht es mir schlecht. Meine vorher mit ihr überwundene Interessenlosigkeit hat ein wesentlich größeres Ausmaß angenommen. Ich habe keine Lust, auf nichts und niemanden. Ich fühle mich schlicht verloren. Meist ziehe ich mich zurück und schlafe, alles kostet mich Überwindung, das Aufstehen, das Briefaustragen, alles.

Und sollte ich tatsächlich aufgestanden sein, werde ich im wahrsten Sinne des Wortes übermannt und es fühlt sich an, als ob ich einen Teil meines Körpers abgeben müsste. Für diesen Teil verliere ich die Zuständigkeit. Sogar beim Blick in den Spiegel empfinde ich mich fremd. Und wenn ich merke, dass da jemand versucht gegen mich zu agieren, beginne ich zu laufen. Aber dieser jemand ist in mir und ich schaffe es nicht wegzulaufen. Er oder es verfolgt mich, ohne dass ich mich wehren kann. Er oder es ist da und redet mitunter auf mich ein. Ich will das nicht hören, ich laufe so schnell ich kann und halte mir die Ohren zu. Es nützt nichts. Erst wenn ich vor Erschöpfung beinahe umfalle, werden die Stimmen weniger. Sie lassen nicht nach, sie werden bloß leiser. Bis sie schließlich wieder verschwinden. Diese Stimmen wollen mir etwas sagen, ich höre nicht hin, ich ertrage es nicht. Wahrscheinlich verschwinden sie, sobald ich beginne auf sie zu achten, ihnen zuhöre oder ihnen mein Ohr schenke. Ich habe Angst. Angst vor den Stimmen, Angst vor mir selbst – eigentlich weiß ich es nicht genau. Ständig diese extreme Angst.

Wut

Sonja fehlt mir, obwohl ich sie hasse, immerhin hat sie mich allein gelassen. Manchmal klingelt das Telefon, ich nehme nicht ab. Bereits am Klingeln merke ich, dass sie es ist und mir mitteilen will, wie sehr sie mich liebt. Sie hat mich nicht wirklich verlassen. Das ist inzwischen vier Jahre her. Mir kommt es vor, als sei es gestern gewesen. Neulich ist sie mir begegnet, sie stand im Kreis ihrer Freunde. Als sie mich entdeckte, drehte sie sich von mir weg. Klar, sie konnte nicht anders, ich bin eine andere Wellenlänge als ihre Freunde, es passt einfach nicht. Sie hätte mir keinen größeren Beweis ihrer Liebe geben können. Die anderen dürfen davon nichts wissen, die würden das nicht verstehen. Wir haben dem Gefühl zwischen uns die Treue geschworen.

Ganze vier Jahre telefoniert sie mir nun hinterher. Ich gehe nicht dran. Seit sie weg ist, habe ich keinen einzigen Anruf mehr entgegen genommen. Meinen Anschluss habe ich aber behalten, vielleicht ruft mal jemand Wichtiges an. Ab und zu habe ich bei ihr angerufen und gleich wieder aufgelegt. Sie hat bestimmt genauso gewusst, wer dran war. Sie hat meinen Namen in den Apparat gebrüllt und dass ich sie in Ruhe lassen soll. Früher hat sie auch laut geschrien, falls sie ihren Willen nicht bekam – meist habe ich mich auf diese Weise erpressen lassen. Sie liebt mich eben doch. Eines Tages hat sie ihre Nummer ändern lassen. Garantiert, damit ich nicht herausfinde, dass sie mich dauernd anruft. Dafür hasse ich sie. Ich weiß, dass sie mich liebt und das bestätigt mich.

Die Stimmen

Wenn ich viel Stress habe, geht es mir schlechter – ich döse vor mich hin oder ich schlafe. Habe ich genug Zeit, ist es beileibe nicht besser. Die Stimmen lassen mich keine Ruhe finden, sie kommen aus dem Nichts. Ich kann mich nicht konzentrieren. Weder auf mich, noch auf meine Arbeit. Jeden Tag brauche ich länger, um fertig zu werden, aber mir ist das egal. Die Stunden vergehen – ich kann nicht schneller. Es fällt mir schwer, morgens aufzustehen. Andere, im Grunde selbstverständliche Dinge lasse ich völlig außer Acht. Die Überwindung, etwas zu tun, wird fast täglich größer. Ich habe keine Lust, mich zu waschen, zu rasieren oder eventuell zu frühstücken. Alles dauert unendlich lange. Und sollte ich diese Sachen nicht getan haben, weil ich es nicht geschafft habe, zeigt sich nicht einmal ein schlechtes Gewissen. Es interessiert mich gar nicht. Es läuft an mir vorbei. Ich stehe neben mir und gehöre nicht zu meinem Körper. Die Dinge geschehen und betreffen mich nicht. Sie passieren irgendjemandem, aber nicht mir, nicht richtig.

Ähnlich, wie damals mit den Würmern. Ich hatte nicht das Gefühl, dass es meine waren oder dass sie zu mir gehörten. Womöglich wollten sie mir etwas mitteilen und ich habe sie weggespült. Sicher gab es eine wichtige Botschaft und ich habe das alles völlig fehlinterpretiert. Ich mache mir Vorwürfe. Und jetzt habe ich überflüssigerweise Angst vor den Stimmen.

Vermutlich haben sie die Funktion der Würmer übernommen. Deswegen war es nicht nur sinnlos, sondern falsch, davor wegzulaufen. Unter Umständen soll mir etwas sogar für die Welt sehr Bedeutendes gesagt werden. Dieser Gedanke beruhigt mich. Trotzdem weiß ich nicht, was ich tun soll. Einerseits stehe ich dem Ganzen hilflos gegenüber, nahezu ausgeliefert, andererseits bin ich gespannt auf das, was es für mich zu erledigen gibt. Und die entscheidenden Vorboten waren die Würmer. Eine weitere Voraussetzung, dass mir diese Botschaft zuteilwird, war Sonjas Rückzug. Somit hatten die Würmer eine zweite Notwendigkeit, nämlich für die Trennung von Sonja zu sorgen. Das erklärt natürlich einiges. Und die Anrufe, vielleicht war das überhaupt nicht Sonja oder Sonja spielt eine zusätzliche Rolle. Eigentlich bin ich viel zu müde für große Aufgaben, viel zu müde um nachzudenken, aber es könnte über alle Maßen wichtig sein.

Der Retter

Diese Tatsachen steigern meinen Angstpegel. Vor lauter Angst trete ich auf der Stelle. Jetzt weiß ich erst recht nicht mehr, was ich tun soll. Oder besser, tun muss. Ich kann nicht einordnen, worauf es hinausläuft. Mir fehlt der Sinn für das alles. Ich kann bloß sagen, dass ich anscheinend allein auserkoren bin und niemand sonst. Doch wie verhält man sich, wenn man möglicherweise die Welt retten muss oder zumindest als Medium fungieren soll und dabei ausschließlich auf sich selbst gestellt ist. Das wird ein schwieriges Unterfangen. Mir ist meine Aufgabe nicht bekannt, ebensowenig die Rolle, die ich dabei spiele. Aber wahrscheinlich bin ich als Person ausschlaggebend.

Und nun kommt es darauf an, das Richtige zur richtigen Zeit zu tun. Alles genauestens zu beobachten. Ich muss anfangen, jede einzelne Begegnung zu interpretieren und mir anschließend sorgfältig überlegen, was mir das sagen will. Auf den kleinsten Hinweis muss ich künftig vertrauen. Ich bin mir nicht sicher, wie ich das anstelle. Vorerst werde ich mich wohl auf Fernsehen und Radiohören beschränken. Gerade zwei Wege, um mitzubekommen, was man mir aufträgt und was ich als Nächstes zu tun habe. Die dringend notwendige Konzentration strengt mich an. Ich verfolge alles parallel zueinander. Zum Schlafen bleibt keine Zeit. Die Angst, etwas zu verpassen, ist groß.

Wenn ich nicht arbeite, sitze ich zu Hause und zappe mich durch alle Programme – oft kann ich nicht annähernd schnell gucken, wie ich umschalte. Wichtig sind mir Nachrichtensendungen, manchmal bleibe ich aber auch bei anderen Dingen hängen, die mir wesentlich erscheinen. Spätestens nach ein paar Stunden dröhnt mir der Kopf, und ich mache mir Vorwürfe, dass ich keine besonders gute Auffassungsgabe habe. Nebenbei läuft das Radio, ich darf nichts versäumen. Mein spärliches Begreifen ärgert mich. So geht das die ganze Nacht, bis der Wecker klingelt und mich aus meinem Chaos reißt. Schlafen kann ich nicht, darf ich nicht, zu wichtig ist es, aufmerksam zu sein. Ich muss an meine weggeworfenen Zeitungen denken und die Informationen, die ich damit zwangsläufig vernichtet habe.

Die Ränder unter den Augen werden zusehends dunkler und tiefer, mein Gewicht hat sich bedenklich reduziert. Ich habe zu zittern begonnen und kann mich kaum auf den Beinen halten, doch um meinen körperlichen Zustand geht es hier nicht. Meine chronische Unlust oder Teilnahmslosigkeit hat sich ins Gegenteil gewandelt und ich weiß gar nicht, wo ich anfangen soll. Einerseits fühle ich mich überfordert, andererseits scheine ich längst nicht an der Grenze des Machbaren angekommen.

Die Drähte

Für die bessere Kommunikation habe ich jetzt bei Bedarf Drähte auf dem Kopf, mit einer direkten Verbindung zum Gehirn. Außenstehende können aber nicht sehen, dass jemand Gedanken in meinen Verstand bringen kann. Entsprechende Gedanken haben unterschiedliche Stimmen. Diese Stimmen sagen zum Teil schmutzige Sachen, sie prägen sich ein, wie auf Pergament geschrieben. Von meiner Seite bleibt zu hoffen, dass keiner in der Lage ist, unangebrachte Gedanken hineinzumischen. Allerdings kann man nicht davon ausgehen, dass überhaupt ein einziges menschliches Wesen ahnt, wie der Verstand funktioniert. Ich bin zu Höchstleistungen fähig, wenigstens in geistiger Hinsicht. Und dabei kommt mir niemand in die Quere.

Der Job

Vorläufig behalte ich meinen Job. Doch bestimmt wird der mir lästig. Außerdem ist Briefaustragen nicht unbedingt intellektuell, im Gegensatz zu dem, was bald auf mich zukommt. Ich bin mir nicht sicher, wohin mich das alles führt. Und bevor mir die Sache über den Kopf wächst, betrinke ich mich. Die gesamte Situation überfordert mich. Sonja fehlt mir. Obwohl ich sie nicht sehen will.

Die Familie

Zu meiner Familie wünsche ich mich komischerweise nicht. Denen mangelt es an jeglichem Verständnis. Die leben absolut fern der Realität. Sie haben mich kurzerhand vergessen, ich war dort nie wirklich existent. Vielleicht eher das schwarze Schaf und somit als familiäre Belastung einzustufen. Oder der Nachwuchs, der zu viel wissen wollte.

Aber es ist nicht mehr von Bedeutung. Die Lage hat sich gegenteilig verschoben und das hat garantiert keiner von ihnen erwartet. Ein schwarzes Schaf, das sich demnächst in ein weißes verwandelt. Heute bin ich auserwählt, ganz allein, niemand sonst. Mich erfüllt das mit Stolz, an dem keiner aus der Familie teilhaben wird. Sie werden schon mitbekommen, was sie mit ihrer Tyrannei erreicht haben. Nämlich einen Sohn zu haben, der ohne fremde Hilfe einen für die Menschheit überlebenswichtigen Auftrag erledigen muss und damit einen Status erhält, der für jeden anderen vollkommen undenkbar ist. Das ehemals unleidige Kind als Medium für Frieden, von dem in Kürze sämtliches Leben abhängig ist. Meine sogenannte Familie, Sonja und alle, die ich kenne, werden vor Neid schier zerplatzen. Mich mein Leben lang zu ärgern und mit Missachtung zu strafen – sie werden sehen, mein Wille ist nicht gebrochen. Das ist die positive Seite meiner Entwicklung, es gibt leider auch eine negative, die mich zusehends beunruhigt.

Der Wahn verstärkt sich

Inzwischen habe ich das Problem, dass man mir ansieht, dass ich der Auserwählte bin. Alle sind in der Lage, meine Gedanken zu lesen. Ich muss jetzt aufpassen, mich verstecken, keiner darf Näheres erfahren – bis ich genau weiß, was ich zu tun habe. Wenn ich gesehen werde, muss ich damit rechnen, dass man mich durchschaut. Wie eine bildhafte Darstellung meiner innersten Gedanken und Gefühle. Womöglich sieht man mir an, dass ich meine Unterwäsche nicht gewechselt habe, weil ich es nicht geschafft habe. Ähnlich, wie man mir ansieht, was ich den ganzen Tag über gedacht und getan habe. Ich werde panisch, sobald ich jemandem begegne.

Meinen Bewegungsradius beschränke ich auf das Mindeste, für Außenstehende muss ich eckig oder starr wirken, fast maskenartig. Geht aber nicht anders, die Gefahr lauert überall. Jede Bewegung könnte zu viel sein. Absolut jede Bewegung ist von größter Angst und Vorsicht begleitet. Man sieht mir meine Schwächen, meine Ängste, meine Unzulänglichkeiten, meine Fehler, alles sieht man mir an. Ich bin mir selbst peinlich, doch ich will nicht, dass man mich durchschaut und noch weiter abwertet. Andere sollen nicht wissen, was ich längst weiß. In mir herrscht ein einziges Chaos – das geht niemanden etwas an.

Nicht erst seit kurzem fühle ich mich verfolgt. Wenn ich unterwegs bin, ziehe ich mir die Kapuze über den Kopf und verstecke mich darunter. Mit einer dunklen Brille probiere ich wenigstens meine Augen unsichtbar zu machen. In regelmäßigen Abständen drehe ich mich um und versuche alle Eventualitäten auszuschließen. Verfolgt werden ist eine Sache, aber von allen angestarrt werden, setzt dem endgültig die Krone auf. Egal wo ich gerade bin, ich befinde mich permanent im Aufbruch, auf der Flucht. Ich verwehre mich dem und laufe. Ich laufe, immer schneller, immer weiter oder ich ziehe mich vollkommen zurück.

Zuspitzung

Ich gehe nicht mehr raus. Der Konflikt in mir wird langsam unerträglich, schließlich müsste ich arbeiten. Am günstigsten wäre es nachts – im Dunkeln ist das Risiko, anderen Personen zu begegnen, geringer. Aber niemand trägt mitten in der Nacht Post aus, das funktioniert also schon mal nicht. Zwar ist in der Dunkelheit die Gefahr, dass jemand meinen Weg kreuzt, geringer, doch bin ich mir nicht sicher, ob nicht sämtliche Gedanken als Leuchtreklame über meinem Kopf für jedermann sichtbar sind. Wie eine sehende Dunkelheit, aber Dunkelheit kann nicht sehen.

Mich ergreift die grenzenlose Panik. Und es gibt keinen, an den ich mich wenden könnte. Zum einen kann das niemand verstehen, zum anderen muss ich mit Intriganten rechnen. Gewiss würde man mich auslachen, um nicht zugeben zu müssen, dass man am liebsten an meiner Stelle und ebenfalls auserwählt sein möchte. Meine Situation scheint aussichtslos. Und trotzdem habe ich eine der wichtigsten Aufgaben dieser Welt zu lösen. Kaum ein anderer wird dazu in der Lage sein. Der Preis dafür ist meine Sicherheit, ich darf mich nicht zu erkennen geben.

Das größte Problem besteht darin, meine Gedanken und mein Wissen vor den anderen zu verbergen. Ein Teil meiner Aufgabe besteht allerdings darin, jenes zu benutzen und unter Umständen weiterzugeben – eine Ambitendenz [1] ohnegleichen. Mir macht das Angst. Vielleicht ist es anderen sogar möglich, meine Gedanken auf die Entfernung abzusaugen, dann bin ich nirgendwo sicher. Nicht einmal meine Wohnung würde genug Schutz bieten.

Und überhaupt nicht auszudenken was wäre, wenn die Drähte auf meinem Kopf nicht nur empfangen, sondern mein eben Gedachtes im Radio sendeten. Zumal nicht einkalkulierbar wäre, wer da alles zuhört. Kinder, die verschreckter nicht sein könnten. Es ist aussichtslos.

Vorangegangene Symptome

Kurz bevor Sonja mich verlassen hat, war ich bei einem Arzt, weil ich ständig das Gefühl hatte, dass mir Ameisen über die Beine krabbeln und sich daraufhin eine Taubheit, fast Lähmung

---

[1]   gleichzeitiges Auftreten zweier Handlungsimpulse

einstellte. Oft saß ich völlig bewegungslos da und wartete, dass die Ameisen mich wieder in Ruhe lassen sollten. Der Arzt meinte, ich habe einen banalen Vitaminmangel. Er verschrieb mir ein entsprechendes Präparat und schickte mich nach Hause. Von den Würmern und den anderen Dingen erzählte ich ihm nichts, fand ich nicht wichtig. Das gelegentliche Zittern war normal geworden und nach meinen Trinkgewohnheiten hat er nicht gefragt. Ihm meine Ängste vorzuenthalten, ist mir nicht leichtgefallen, aber ich hatte Bedenken, dass er mir etwas anhängen könnte oder mich womöglich als komplett gestört einstuft. Für eine Pille gegen die Angst wäre ich überaus dankbar gewesen, doch auf den mir dann bevorstehenden Fragenkatalog hatte ich keine Lust. Keine Ahnung, ob ich mich verplappert hätte. Ich wollte nicht, dass er mich durchschaut. Hinzu kam die Frage, ob er für mich oder gegen mich ist. Außerdem brauchte ich meine Privatsphäre und mochte nicht offen sprechen.

Zweifel – zwischen Realität und Wahn

Mir fällt es schwer, das Geschehen einzuordnen. Die Ameisen sind verschwunden, Vergangenheit, trotzdem geht es mir körperlich nicht besonders gut. Stattdessen bin ich geistig in einer Topverfassung, was ich wiederum nicht behandlungsbedürftig finde. Doch hundertprozentig sicher bin ich mir nicht. Der Gedanke an meine Berufung hilft mir darüber hinweg und wahrscheinlich gibt es eine ganz simple Erklärung für meine Ungereimtheiten. Oder das alles ist ein Teil meiner großen Aufgabe. Oder eben Symptom dieses Vitaminmangels, immerhin habe ich mich seit Wochen nicht anständig ernährt und viel zu viel getrunken, um einigermaßen zur Ruhe zu kommen. Wirklich gelungen ist mir das nicht, aber dafür konnte ich wenigstens etwas schlafen.

Der Wahn siegt

Sobald ich wach werde, überfällt mich diese abgrundtiefe Angst und ich möchte meinem Leben am besten sofort ein Ende setzen. Zugleich habe ich extreme Angst, es zu tun. Ich kann ja nicht wissen, wer meine Gedanken abfängt und was der demzufolge mit mir anstellt, schließlich bin ich der Retter. Eventuell würde man mich aus purem Neid vergiften oder gar zu Tode foltern, um selbst meinen Platz einzunehmen. Ich darf nicht daran denken, dass man mich bestimmt umbringen will, ich muss mich meinem Auftrag stellen. Angst zu sterben habe ich grundsätzlich nicht. Es ist eher die Befürchtung, nicht mehr als Retter fungieren zu können und deshalb vom Allmächtigen persönlich bestraft zu werden. Und diese Strafe wäre vermutlich endlos, weil sie nicht an Zeit gebunden ist. Oder diverse Intriganten quälen mich schon hier zu Tode, um zu verhindern, dass ich die Menschheit rette. In der Konsequenz würde ich im Jenseits noch einmal bestraft werden und genau das lässt meine sowieso latent vorhandene Angst in Panik steigern. Momentan ist der kleinste meiner Schritte begleitet von einer entsetzlichen, fast grausamen Todesangst. Der Gedanke, vergiftet zu werden, ist gleichzeitig der angenehmste wie auch harmloseste. An das „Danach" wage ich überhaupt nicht zu denken.

Weglaufen darf ich nicht, verstecken und zurückziehen ist in Ordnung, aber nichts sonst. Und das, obwohl ich eigentlich fort möchte, flüchten möchte. Nicht leben und nicht sterben, mir fehlt jegliche Perspektive. Den Tag kann ich bloß überstehen, wenn ich genug Alkohol im Blut habe.

Die Post

Beruflich bekomme ich kaum noch etwas auf die Reihe. Morgens in der Verteilerstelle, beim Sortieren der Post, gehe ich allen aus dem Weg. Jeder einzelne der Kollegen scheint mich zu bedrohen. Ich bin gereizt und reagiere aggressiv. Alle wissen, was ich denke, was ich fühle und was ich vorhabe. Ihre Lippen wiederholen meine Gedanken, jedes Wort, das mir durch den Kopf geht. Es ist furchtbar und steigert sich von Tag zu Tag. Sie tuscheln hinter meinem Rücken – durchweg nutzlose Schufte und Entlarver, ohne Ausnahme. Für mich ein Vertrauensbruch. Ich gebe ihnen genug Grund dazu. Manchmal, wenn ich nicht aus dem Bett komme, nehme ich mir ein Taxi zur Arbeit. Vom Taxi aufs gelbe Fahrrad, das Gelächter der Kollegen kann ich förmlich spüren. Meine Person ist die Zielscheibe von Witzen und Unaufrichtigkeit. Zu oft haben sie gelacht und sich daran hochgezogen. Ich bin peinlich und leider nicht nur mir selbst. Wahrscheinlich habe ich nicht verdient zu leben, ich bin es schlicht nicht wert. Aber irgendjemand muss einen Menschen doch gebrauchen können. Gerne würde ich tauschen, obgleich ich es entsetzlich fände, mit ansehen zu müssen, wie ein anderer diesen Mist durchmacht.

Sie planen meinen Mord und ich habe keine andere Wahl, als es geschehen zu lassen. Gift wird es sein, die Hände möchte man sich nämlich nicht schmutzig machen. Mich überwältigt täglich eine größere Panik. Sie trachten mir nach dem Leben, egal mit welchen Mitteln. Ich stehe kurz vor dem Wahnsinn, ich bin vom Wahnsinn befallen und frage mich warum. War es das Fleisch, das ich gegessen habe oder die Würstchen, mit denen man mich als Kind abgespeist hat – ich habe viele Sachen vergessen, einfach weg.

Niemand darf erfahren, wie wichtig ich für die Menschheit bin, bevor man mich nicht besser informiert hat.

Höchstwahrscheinlich wissen alle Bescheid und niemand will es mir sagen. Um nicht handgreiflich zu werden, drehe ich mich demonstrativ weg – in der Hoffnung, mich und sie auf diese Weise zu schützen. Oder ich springe einen Meter zur Seite, um unangenehmen Situationen zu entkommen. Ich kann nicht ausstehen, komisch angesprochen zu werden, deswegen schweige ich meist. Mitunter möchte ich Worte aufgeben und eine Zeit lang mit Musik leben, aber die wenigsten sind leider der wortlosen Kommunikation fähig. Schwächstes und zugleich stärkstes Glied in der Kette zu sein, beschreibt mein Innerstes ziemlich genau – wie das funktioniert, ist mir allerdings nicht klar, noch nicht.

Gewalt verabscheue ich, Brutalität ist bei mir schon immer auf Ablehnung gestoßen. Es sind Zeichen von Unsicherheit und Unterlegenheit. Doch meine Situation hat sich verändert. Die Angst, ertappt oder enttarnt zu werden, ist derart groß, dass ich für nichts garantieren will. Und das, obwohl ich eigentlich ein recht friedlicher Mensch bin. Da nimmt etwas überhand, das ich nicht einzuordnen vermag. Ich kann mich selbst nicht einschätzen. Vielleicht ist dies tatsächlich die bessere Variante, als zu wissen, wozu ich in der Lage sein könnte. Es besteht Angst, jemanden umzubringen. Ich empfinde mich als untragbar, was sich weiter zu steigern scheint, jedenfalls meinen Job angehend. Trotzdem habe ich auch das Recht auf ein normales Leben, aber die Leute verstehen das nicht.

Der Alkohol

Sobald ich die Verteilerstelle hinter mich gebracht habe, brauche ich Alkohol, um den Rest zu schaffen. Die gelegentliche Dosis hat längst keine Wirkung mehr. Inzwischen beginne ich den Tag mit Alkohol statt mit Kaffee. Gefrühstückt wird nicht. Die

Tasse Kaffee habe ich bisher gebraucht, um einigermaßen gut starten zu können. Aus Zeitgründen verzichte ich nun darauf. Außerdem möchte ich die aufputschende Wirkung nicht – ich bin froh, wenn mir das Drumherum erspart bleibt und ich meine Ruhe habe. Ich trinke kein Bier, zumindest morgens nicht, der Effekt ist zu gering. Meist entscheide ich mich für Wodka, dann ein Kaugummi und alles in der Hoffnung, nicht erkannt zu werden.

Mittlerweile meide ich jeglichen Augenkontakt – der könnte mich verraten und nicht bloß mich, sondern meine große Funktion. Meine Gedanken darf niemand abrufen können, niemand soll wissen, was in mir vorgeht. Gleichwohl, ich kann es nicht verhindern. Ich kann mich nicht einmal von der Brücke stürzen oder vor den Zug werfen, ohne dass von diesem Vorhaben jemand etwas mitbekommt. Allein der Gedanke, mich umbringen zu wollen, macht mir ein schlechtes Gewissen, schließlich wissen alle davon. An die Strafe danach mag ich gar nicht denken. Die Überlegung, mich vor den Zug zu werfen, reizt mich wiederum, denn meine Familie würde von der Bahn für die entsprechenden Kosten herangezogen werden. Eigentlich bin ich nicht rachsüchtig, doch in diesem Fall scheiden sich die Geister.

Ich trinke und trinke, versuche mich erfolgreich zu betäuben. Ich kalkuliere sogar ein, dass sich der Vitaminmangel dadurch merklich verstärkt. Ist ja bekannt, dass Alkohol sämtliche Vitamine und Mineralien herausschwemmt, und zur Strafe fallen mir die Haare aus oder die Zähne werden locker oder meine Haut wird grau und schrumplig. Mir ist das egal, ich muss abschalten.

Die Eskalation

Es ist eigenartig, zeitweise verliere ich irgendwie die Kontrolle über mich. Meine Entscheidungen scheine ich nicht alleine zu treffen. Ich funktioniere, habe aber keine Meinung, keinen Willen. Jemand anders ergreift von mir Besitz, denkt für mich, und mir bleibt nur der ausführende Part. Ich stehe neben mir und bin nicht zuständig für mich. Sobald dieser oder dieses andere Macht über mich ergreift, fühle ich mich sicherer, nicht besser, sondern eher ein wenig über den Dingen stehend. Von gut gehen kann nicht die Rede sein – es ist die Verantwortung, die sich verliert. Auf meine Angst hat das leider keinen Einfluss.

Dieses andere, das Besitz von mir ergreift, sagt mir genau, was ich tun soll. Etwas Fremdartiges wird in mir lebendig. Mein Problem ist, dass ich etwas tue, ohne zu denken. Ich kann nicht mehr denken, nicht richtig. Mein Kopf ist nicht klar. Ich kann nicht erfassen, wie meine Gedanken gedacht werden. Als wenn sich in mir ein Eigenleben entwickelt. Wie durch einen Schleier gehorche ich und gleichzeitig ergreift mich Panik. Vierundzwanzig Stunden am Tag Angst. Angst, die sich ins Unendliche steigert. Und diese Angst ist es, die mich an meine Grenzen treibt. Aber meine Grenzen habe ich wohl längst überschritten. Vielleicht gibt es momentan keine Grenzen, für gar nichts.

Ich bin in meiner eigenen Situation gefangen, ausweglos. Um Rat bitten kann ich nicht, wen denn auch. Außerdem wäre das viel zu gefährlich. Und ein Arzt kann mir garantiert nicht helfen – keine Chance. Ich bin doch nicht bescheuert, mir fehlen einige Vitamine, das ist alles. Es soll bloß niemand auf die Idee kommen, dass ich nicht ganz normal bin. Einen besseren Durchblick als ich hat keiner. Abgesehen von mir ist keiner zu Höherem berufen. Da soll gefälligst niemand kommen und sagen, ich sei nicht ganz dicht. Ich zweifle manchmal an mir selbst, aber das ist völlig normal. Schließlich fühle ich mich nicht immer, als ob ich höchstens drei Stunden von einem Bett in der Anstalt entfernt bin. Es ist der körperliche Zustand, den ich bedenklich finde, darüber hinaus nichts.

Das Schlafbedürfnis nimmt weiter zu, auch die Lustlosigkeit, die sich auf nichts Bestimmtes bezieht, sondern generell da ist. Etwas zwingt mich zur Untätigkeit – ich will meine Ruhe haben. Mich strengt alles an, es erscheint wie Schwerstarbeit. Aber wahrscheinlich ist das die erwünschte Ruhe, die Ruhe vor dem Sturm. Möglicherweise ein Kräftetanken, bevor es dann richtig losgeht. Ich brauche zwangsläufig meine Untätigkeit, es geht nicht anders und ich will niemandem begegnen. Zur Arbeit gehe ich nicht mehr, ich schaffe es nicht. Dort täuscht man mich sowieso unentwegt. Sie spielen mich gegen mich selbst aus. Ich weiß das und kann nichts dagegen tun.

Die einzigen Schritte, die ich vor die Tür wage, führen mich in die Spirituosenabteilung vom Supermarkt gegenüber. Mitunter gibt es eine Mahlzeit aus der Dose oder eine Tütensuppe, doch im Grunde ist mir der Appetit vergangen. Die Lust zu essen ist verschwunden. Und sollte ich mich tatsächlich zum Essen entschließen, schlinge ich es derart heiß hinunter, dass sich jeder andere verbrennen würde – ich spüre das nicht. Ich habe Angst und parallel dazu nichts. Bedürfnisse gibt es keine. Ich mag mich weder waschen noch anziehen. Meist liege ich auf dem Bett und sehe fern, falls ich nicht zu müde bin. Oder ich döse vor mich hin und warte, dass mich meine große Aufgabe über das Radio erreicht. Alles zusätzliche Arbeit, um im Gedächtnis fixiert zu werden. Bis mich wieder die panische Angst überfällt, ertappt zu werden, und ich sofort zur Flasche greife, um die Situation zu überstehen.

Die Stimmen sind weniger geworden, seit ich aufgehört habe zu arbeiten. Die Befehle müssen deshalb anders zu mir dringen. Vermutlich sind die Stimmen verschwunden, weil ich sie dauernd im Alkohol ertränke. Ich habe Angst. Ich traue mich nicht, meine Post zu öffnen, obwohl überaus wichtige oder ausschlaggebende Dinge dabei sein könnten. Sich zerrissener zu fühlen, ist kaum möglich. Ich habe keine Ahnung, wohin ich gehen kann oder an wen ich mich wenden soll. Nach wie vor aussichtslos.

Die Nachricht

Meine große Aufgabe erreicht mich gegen Mittag, als ich gerade den Fernseher abschalten will. Ganz plötzlich weiß ich, was ich zu tun habe, wo der Sinn meines Daseins liegt. Ein seltsames Gefühl von Weisheit erhellt mich. Mein Leben bekommt eine nie da gewesene Richtung, die absolute Wende. Es ist, als ob mich der Moderator direkt anspricht. Ich allein bin gemeint, niemand außer mir hat diese Botschaft erhalten oder überhaupt verstanden. Ich bin begeistert, endlich ist es so weit. Von jetzt an können alle wissen, dass ich der Retter bin, der Auserkorene. Die Zeit des Versteckens und der Geheimniskrämerei ist vorbei, endlich kann ich mich wieder zeigen. Ich muss nicht länger versuchen meine Gedanken zu verbergen, die ganze Welt darf erfahren, was in mir vorgeht.

Im Zuge dessen ist meine Angst vor dem Tod beinahe reflexartig verschwunden. Es wird keine Strafe wegen Nichterfüllung geben, schließlich kann ich nun etwas tun. Aber ich rette nicht bloß mein eigenes Leben, sondern das der gesamten Menschheit. Mich kann nichts aufhalten. Mir geht es gut, ich bin glücklich, wie im Schwebezustand. Ein Gefühl, fast ein Chaos, das ich nie zuvor erlebt habe. Ich bekomme die Möglichkeit, alles nachzuholen, was mir bislang verwehrt geblieben ist. Oder besser, ich kann auf das vertrauen, was mich erwartet, es wird das Richtige sein und ich werde das Richtige tun. Bald wird man mich bewundern, jedes einzelne Menschenkind.

Abschied von Sonja

Mein Werk beginnt in aller Frühe, im Morgengrauen. Doch vorher gehe ich zu Sonjas Wohnung, vielleicht ein letztes Mal. Schon oft habe ich auf der Bank des schräg gegenüberliegenden Parks gesessen, einfach dagesessen und gehofft, sie wenigstens einmal kurz am Fenster zu entdecken. Möglicherweise im Vorbeilaufen oder auf dem Schreibtisch sitzend, egal, Hauptsache sie sehen. Einen Blick von ihr konnte ich allerdings nicht erhaschen, schade. In diesem bedeutsamen Moment würde ich sie gerne an meinem Glück teilhaben lassen. Meine große Liebe, meine einzige, immer noch. Ich schaffe es nicht, mich zu wehren – sie lebt und wächst weiterhin in meinem Herzen. Könnte ich sie herausschneiden, würde ich mich selbst verletzten, so sehr, dass ich nicht mehr lebensfähig wäre. Von ihr abhängig, für die Ewigkeit. Fazit daraus ist, dass ich weder mit ihr in meinem Herzen noch ohne sie lebensfähig bin. Und trotzdem kann ich sie nicht haben, leider.

Jedenfalls bin ich mir sicher, dass ich für sie genauso existent bin. Aber Sonja kann das nicht zeigen. Oder es sind die Würmer, die nach wie vor zwischen uns stehen. Sollte das tatsächlich der Fall sein, wird sie mich für total durchgeknallt halten, wenn ich sie in mein großes Vorhaben einweihe. Entsprechend entscheide ich mich dagegen, ich wage es nicht. Von ihr mag ich mich nicht bloßstellen lassen. Es ist keine Angst, eher eine ungute Vorahnung. Ich muss damit rechnen, dass sie mich vor der Tür stehen lässt oder umgehend die Polizei ruft. Daran möchte ich gar nicht denken, das würde mir das Genick brechen, im wahrsten Sinne des Wortes. Und alles von vorne, stehe ich nicht durch.

Ich sitze auf der Parkbank und verschränke die Arme. Meinen Blick auf ihr Schlafzimmerfenster gerichtet, überlege ich, was auf mich zukommt. Eventuell auf sie zukommt, wer kann das schon sagen. Liebe ist komisch. Ich bin ihr peinlich, obwohl sie das Gleiche für mich empfindet. Darauf kann ich nicht länger Rücksicht nehmen, ich muss tun, was ich tun muss. Und wenn nicht mit Sonja, dann ohne. Ich muss los, ein letzter Blick auf ihre nachtblauen Vorhänge und ich verschwinde in der Morgendämmerung. Mir ist kalt, ein inneres Zittern überfällt mich. Keine Angst, nur Ungewissheit, vor dem was jetzt folgt. Parallel dazu der Gedanke an das, was ich zwangsläufig zurücklassen werde. Mein Job interessiert nicht, der ist Vergangenheit. Ebenso die unrealistische Familie, in der ich aufgewachsen bin. Übrig bleibt die Wohnung, um die es mir ein bisschen leidtut, und Sonja, welche mir beinahe das Herz zerreißt. Aber es muss sein, ich habe keine andere Wahl. Es gilt Kontakte abzubrechen, wie das Pentagon es erwartet.

Der Auftrag

Wehmütig und doch zielstrebig führt mich mein Weg zum Hafen. Ich weiß genau, was ich zu tun habe, bis ins kleinste Detail durchdacht. Ich ganz allein bin verantwortlich für den günstigsten Zeitpunkt. Das Containerschiff nach Westafrika ist meins. Von dort zu Fuß weiter in die Sahara, und später in der Wüste auf nähere Instruktionen warten. Bis dahin darf ich nicht gesehen werden, um den Auftrag nicht zu gefährden.

Die gedankliche Umsetzung

Als grundsätzliche Bedingung gilt, in den nächsten Tagen und Wochen keine Frauen, keine Phantasien. Finde ich fast lächerlich, diese Dinge gibt es überhaupt nicht. Zwar existiert Sonja, aber nicht in sexueller Hinsicht. Das ist mir damals bereits schwergefallen und das Venusbett hüten fände ich obszön. Es gab weder Lust noch Empfindung. In Sonjas Augen ein weiteres Defizit, wofür es sich nicht lohnt, eine Beziehung aufrechtzuerhalten. Ob ich das je nachvollziehen kann, bleibt fraglich. Sie besitzt mein Herz, als ob das nicht genügt.

Enthaltsamkeit ist somit das geringste Problem. Weitaus schwieriger gestaltet es sich, auf dieses Schiff zu gelangen und dort etliche Tage auszuharren, ohne entdeckt zu werden. Außerdem muss ich es schaffen, mich zu verstecken, ohne dabei zu verhungern oder zu verdursten. Man darf mich nicht finden. Mir wird ein wenig mulmig bei dem Gedanken. Ich versuche nicht daran zu denken, was passiert, falls ich gefasst werde. Kaum habe ich eine Hürde hinter mir gelassen, folgt gleich die nächste, aber so ist das wohl. Sollte man mich tatsächlich aufspüren, darf dies nicht in Heimatnähe geschehen, sondern erst, wenn ich nicht mehr von Bord gewiesen werden kann. Es ist dumm, so weit im Voraus zu planen, viel zu gefährlich.

Ich lasse erst einmal alles auf mich zukommen und bewahre meine innere Ruhe. Der kleinste Denkfehler würde mich umbringen. Nicht nur mich, die ganze Welt. Bis hier bin ich immerhin in die Pläne des großen Herrn involviert. Ich hoffe, das ist keine Falle. Zu bedenken bleibt, dass jedermann in der Lage sein müsste, mich zu finden und meine Gedanken zu erfahren. Im Dunkeln als Leuchtreklame über meinem Kopf, bei Tageslicht genügt der Anblick des Gegenübers, um mich zu enttarnen. Vielleicht ist das ein Teil des Plans, ich kann es nicht abschätzen. Dementsprechend ist größte Vorsicht geboten.

Meine Müdigkeit ist verschwunden, ich bin voller Tatendrang. Sonja wäre begeistert. Es ist merkwürdig und rätselhaft, abgesehen von Sonja scheint jeder erkennen zu können was in mir vorgeht. Ausgerechnet die Frau, an die ich den ganzen Tag denke, die mir das Herz bricht, verleugnet mich. Dafür finde ich keine plausible Erklärung. Möglich wäre, dass der Schock mit den Würmern wirklich zu tief sitzt, oder mein Vitaminmangel ekelt sie an – keine Ahnung. Obwohl Sonja ebenso wenig wie ich Bedingungen gestellt hat, hat sie sich von mir zurückgezogen – ohne einen minimalen Schimmer von dem zu haben, was in mir los ist. Wie sie darüber denkt, kann ich nicht sagen, finde ich auch nicht wesentlich. Schließlich leide ich wie ein Tier und nicht sie. Das nehme ich ihr echt übel. Sie liebt mich und steht nicht zu mir, mehr noch, sie schämt sich meinetwegen. Und ich kann nichts tun, als ihr weiterhin einen Platz in meinem Herzen und damit meinem Leben zu reservieren.

Meine Gedanken überschlagen sich. Während Sonja mich nicht loslässt, muss ich unerkannt auf das Schiff gelangen. Die Liebe zu ihr ist wie ein Seil, das mich an Land festhält. Ich wehre mich, das darf nicht sein. Mir ist doch verboten zu lieben. Im Augenblick bin ich mir nicht sicher, ob es sich dabei um die körperlichen Gelüste handelt oder ob ich gar nichts empfinden darf. Dieser Unterschied ist überaus wichtig und ich muss mir darüber klar sein, bevor ich das Deck betrete.

Mein Körper existiert unabhängig von meinem Geist, es gehört nicht zusammen. Mein Körper denkt alleine, er hat seine eigenen Fähigkeiten. Wie gehabt, jemand anders denkt und mein Körper funktioniert. Ich kann mit Sexualität nichts anfangen, empfinde es als alberne Phantasterei und trotzdem fehlt mir Sonja. Allerdings lässt sich nicht erahnen, wie dieser jemand in mir zu ihr steht. Darüber mag ich nicht nachdenken, aber eventuell versteht er unter Liebe nur die Schönheit ihres Körpers. Ich fühle mich zerrissen und verraten, auf das Schiff will ich nicht gehen oder der andere weigert sich, ich kann es nicht einordnen.

Mir fehlt der Alkohol. Ich habe Angst um Sonja, ich möchte sie nicht einsam zurücklassen. Mein Kopf schmerzt, ich weiß nicht, was ich machen soll. Momentan möchte ich nicht der Retter der Welt sein, sondern bloß der Retter ihrer Seele. Sie muss mich ja nicht anfassen. Ich mag sie doch auch nicht berühren. Liebe ohne anfassen ist möglich, finde ich. Sonja würde jetzt sagen, das ist wie Skifahren ohne Schnee. Aber wie will sie das beurteilen, sie hat in ihrem ganzen Leben nicht ein einziges Mal auf Ski gestanden. Oder sie würde antworten, dass Liebe eine Frage der Definition sei. Und sie definiert bekanntermaßen anders als ich. Irgendetwas läuft da vollkommen schief.

Das Schiff wartet nicht. Mein Kopf muss auf das Schiff, mein Herz wehrt sich. Es gelingt mir nicht, beide zu vereinen, zumindest nicht in meinem Körper. Doch den muss ich sowieso schon teilen. Mir ist nicht klar, wie ich es anstelle, mein Herz bei Sonja zu lassen und mit dem Kopf auf dem Schiff zu sein. Das könnte funktionieren, wenn ich den Kopf mit dem Körper kooperieren ließe und das Herz außen vor bliebe. Schließlich beherbergt das Herz die Gefühle und nicht der Kopf. Sexualität vermag ich gegenwärtig nicht zuzuordnen, gehört aber wahrscheinlich nicht zu mir, sondern dem anderen in mir. Und auf den gilt es besonders aufzupassen, daher habe ich überhaupt keine andere Wahl, als mein Herz hier zu lassen. Das ist eine gute Entscheidung und ein ernsthaftes Problem weniger. Folglich sind weiterhin Gedanken an Sonja möglich, aber es tut nicht weh, es zermürbt mich nicht länger. Ich hoffe, der Rest in mir akzeptiert meine Entscheidung.

Zwar kenne ich den Weg, den ich fortan zu gehen habe, ebenso gut kenne ich jedoch den Berg von Steinen, der mir permanent vor den Füßen liegt. Eine Menge der Steine beherberge ich in mir selbst, in dem Teil, auf den ich keinen Einfluss habe, der mir nicht zugänglich ist. Und ich bitte inständig, dass der sich an meine Abmachungen hält. Vielleicht ist dieses Stück des Weges gar das schwierigste. Es scheint anstrengender, meine Person unter Kontrolle zu behalten, als auf dem Seeweg in Äquatornähe zu gelangen. Auch ohne das bei Sonja zurückgelassene Herz fühle ich mich zerrissen.

Reiseantritt

Es wird langsam hell. Die Leuchtreklame über meinem Kopf dürfte deshalb für niemanden mehr sichtbar sein. Ich muss aufpassen, dass ich nicht gesehen werde. Der Zeitpunkt ist genau der richtige. Das Schiff läuft demnächst aus und die Besatzung hat ihre Arbeit noch nicht aufgenommen. Die vorherrschende Ruhe kommt mir sehr gelegen. Jetzt oder nie. Das Schiff hat mehrere Rettungsboote, die mit Planen abgedeckt und in Seilwinden nahe der Bordwand eingehängt sind. Mit etwas Geschick dürfte es zu schaffen sein, über die Tonnen zu klettern und in eines der Boote zu gelangen. Für den hellen Tag die Lösung schlechthin. Sobald es dunkel wird, muss ich mir wieder Neues einfallen lassen, ich kann mir nicht vorstellen, dass die Plane die Leuchtreklame aus meinem Kopf verdeckt. Davon abgesehen muss ich mir wenigstens manchmal eine Kleinigkeit zu essen beschaffen. Auf Alkohol werde ich zwangsläufig ganz verzichten müssen. In puncto Essen bin ich nicht unbedingt anspruchsvoll und die fehlenden Überlebensrationen dürften kaum auffallen.

Um meinen Flüssigkeitshaushalt aufrechtzuerhalten, muss ich mir bei Gelegenheit etwas Intelligentes überlegen. Obwohl man es eventuell als Trainingsmaßnahme für die Wüste sehen könnte. Ich habe gelesen, dass die Ureinwohner Australiens fast ohne Flüssigkeit auskommen und sich trotzdem bester Gesundheit erfreuen oder gerade deswegen. Indes sollte ich mal nachdenken, ob ich nicht im falschen Kontinent geboren wurde. Oder es ist eine meiner Aufgaben, die Menschheit von dem Gedanken zu überzeugen, wesentlich besser ohne Flüssigkeitszufuhr leben zu können. Möglicherweise, indem man dem Körper andere Dinge bietet, die ich in der Sahara finden werde. Doch eigentlich vermute ich, dass meine grundsätzliche Berufung darin besteht, die Welt vor einer furchtbaren Katastrophe zu bewahren. Nebenbei kann es nicht schaden zu wissen, wie man ohne Flüssigkeit auskommt und sicherheitshalber von Anfang an eine Wasserknappheit einplant. Ich Schlauer, ich bin stolz auf mich.

Es gelingt mir völlig problemlos und ohne Zwischenfälle, unter die Abdeckung in eines der Rettungsboote zu schlüpfen. Mit dem Betreten des Schiffes und somit dem Zurücklassen meines bisherigen Lebens habe ich den ersten Teil des Plans erfüllt. Bei mir trage ich nur das Nötigste. Obgleich ich auf Hygiene keinen besonderen Wert lege, brauche ich meine Zahnbürste – ist allerdings das Einzige in dieser Hinsicht.

Rückblickend

Ich erinnere mich an vergangene Zeiten und an mein Bedürfnis, mich unaufhörlich zu waschen oder zu duschen. Damals bin ich nicht ins Bett gegangen, ohne vorher geduscht zu haben. Den Tag konnte ich nicht beginnen, ohne mich gründlich gewaschen zu haben. Nach jedem Essen hatte gefälligst Stuhlgang stattzufinden und danach die gründliche Reinigung des gesamten Pos. Manchmal habe ich ganze Nächte auf dem Sofa verbracht, weil ich nicht ins Bett gehen konnte, ohne anständig gesäubert zu sein.

Aber oft war ich so erledigt vom Tag, dass ich es gar nicht geschafft habe, meinen Reinigungsritualen nachzukommen. Ebenfalls kein Problem war, sechsunddreißig Stunden schlafend im Sessel zu verbringen. Nachdem ich mich gesetzt hatte, bin ich einfach eingeschlafen, wie weggetreten, fast wie tot – kein Nachdenken über duschen und zu Bett gehen. Meine Klamotten habe ich am kommenden Morgen gleich anbehalten oder wieder angezogen, es hat mich nicht gestört. Wie ich das alles gemeistert habe, kann ich nicht sagen.

Diese Waschzeremonien haben in der frühesten Kindheit

begonnen. Solange ich zurückdenken kann, habe ich Dreck und Schmutz verabscheut. Meine Sandkiste habe ich gehasst. Draußen spielen war der blanke Horror. Die größte Angst galt multiresistenten Keimen, die sich mit Wasser, Seife und diversen Desinfektionsmitteln nicht beseitigen ließen. Mein Vater hat mich als „eingebildetes Mädchen" beschimpft und gesagt, ich sei nicht sein Sohn. Für ihn war ich naiv und bescheuert. Ich kann es ihm nicht einmal verübeln, im Endeffekt musste ich mich damit arrangieren. Sein Sohn war offenbar nie tatsächlich vorhanden, vielleicht überhaupt nicht daseinsberechtigt.

An Land habe ich in sämtliche Hosen- und Jackentaschen Müsli-Riegel verteilt, zudem eine kleine, mit Wasser gefüllte Plastikflasche, für Notfälle. Früher wäre mir derartiges im Traum nicht eingefallen. Zu damaligen Zeiten habe ich alles penibelst durchplant. An meiner Küchentür hingen Ernährungshinweise und Umrechungstabellen, und ich konnte genau sagen, welches Nahrungsmittel welche Mineralien oder Vitamine enthielt. Die gesunde Ernährung ging mir über alles. Schließlich muss man wissen, was sich Negatives und somit Schädliches für den Organismus in den Lebensmitteln verbirgt. Eines Tages sind diese Werte unwichtig geworden. Meine Interessen haben sich verlagert.

An Bord

Der Untergrund ist hart, bei jeder Bewegung gibt das Boot deutlich hörbare und knarrende Geräusche von sich, ich muss achtsam sein, es darf keine Fehler geben. Später muss ich aufpassen, wie ich das Papier der Riegel entsorge. Am besten, ich behalte und sammle es – wäre doch schade, es völlig unbedacht wegzuwerfen. Außerdem kann mir das Papier eventuell noch behilflich sein.

Ich muss hier nicht an Sonja denken, das macht mich glücklich. Um diese Zeit ist sie sicher arbeiten und hat Stress mit dem Kollegen, der sie schon seit Ewigkeiten mobbt. Sie wollte dort längst weg sein, aber ihr Chef hat sie bekniet zu bleiben. Sie mag ihren Chef und möchte ihn nicht verletzen, deshalb wechselt sie bestimmt nie die Firma. Zuweilen habe ich mich gefragt, wer ihr eigentlich mehr bedeutet, der Chef oder ich. Nummer zwei wollte ich nämlich nicht sein. Nummer eins auch nicht wirklich.

Meine Gedanken schweifen ab, unten wird es laut, die Hektik des Alltags beginnt. Bloß ich liege im Boot und faulenze. Jeder einzelne Knochen tut mir weh, was ich in Kauf nehme, zwangsläufig. Ich stelle fest, nicht Sonja fehlt mir, sondern der Alkohol. Ein sich wiederholendes Zittern durchfährt meinen Körper, der Kopf schmerzt entsetzlich und ich könnte die ganze Zeit schreien oder zumindest vor mich hin wimmern. Ich versuche alles zu verdrängen und mich auf meine Retterfunktion zu konzentrieren.

Langsam drückt meine Blase. Diese absolut menschlichen Bedürfnisse habe ich nicht bedacht. Ein weiteres Problem, das unlösbar scheint. Mir kommen die Würmer in den Sinn, was, wenn sie plötzlich zurückkehren und mich verraten. Es ist keine Angst, die mich befällt, eher eine furchtbare Ungewissheit, die ähnlich der Angst damals nicht steuerbar ist. Ich denke an die Wüste und daran, dass ich bald ohne zu trinken auskommen werde. Doch der Druck auf der Blase bleibt. Mir stellt sich die Frage, ob Nomaden wohl halbwegs normale Körperfunktionen haben und welchen Sinn uns diese Menschen vermitteln sollen. Unter Umständen muss ich mich mit ihnen verbünden, um mein Ziel zu erreichen.

Ich habe es geschafft, mich ins Meer zu entleeren, ohne dabei erwischt zu werden. Plötzlich wird mir bewusst, dass dies erst der Anfang ist und mir unzählige neue Tage bevorstehen.

Mein Enthusiasmus verfliegt in Sekunden. Es muss mir gelingen, mein Vorhaben zu Ende zu bringen. Aber eigentlich will ich nach Hause und schlafen, mich betrinken, meine Ruhe haben und Sonja sehen, nur sehen, nicht anfassen. Ich will nicht an sie denken, weil ich nicht darf. Sie fehlt mir. Mein wegtrainiertes Hungergefühl ist wieder da und mein Körper schreit quasi nach Alkohol. Außerdem naht die Dunkelheit, die ersten Laternen brennen bereits. Die Kälte ertrage ich, doch nicht zu wissen, ob die Bootsplane meine Gedanken versteckt, macht mich fertig. Ich gehe nicht davon aus. Wahrscheinlich kann ich nicht einmal davon ausgehen, dass die Besatzung mich lange übersieht. Vielleicht ist es ihnen möglich, durch das Boot hindurchzusehen, als wäre es aus Glas. Dann dulden sie mich, bis sie ein bisschen Spaß haben wollen und mich ins Meer werfen oder den Haien auf hoher See zum Spielen überlassen. Mir kommt das alles sehr bekannt vor. Das ist keine Unsicherheit, das ist Angst, die pure Existenzangst. Liegt bestimmt am Entzug. Ich muss mir dringend Alkohol beschaffen. Noch nie habe ich meine zurückgelassene Wohnung sicherer empfunden als in diesem Moment. Aber das gehört vermutlich dazu, wenn man eine entsprechend wichtige Funktion erfüllen soll. Und ergänzt eingeflochten, hier geht es nicht um mich. Deswegen nehme ich diese kleinen Probleme oder Komplikationen als solche an.

Zumindest tagsüber muss ich mich mit der Situation im Rettungsboot anfreunden. So lange, bis wir weit genug von der Küste entfernt sind und sie mich nicht mehr zurückschicken können, falls sie mich finden. Zwar könnten sie mich fesseln oder quälen, eventuell umbringen, aber das Risiko muss ich eingehen. Für die Nacht suche ich mir den höchsten Mast aus, auf den ich klettere. Dort oben ist es so dunkel, dass eine reelle Chance besteht, der Leuchtreklame am Himmel zu entfliehen. Es sei denn, sie flackert um mich herum oder ist deutlich mit meinem Kopf in Verbindung zu bringen. Das Leuchten ist eine wichtige Gabe, die ich bekommen habe, um meinen Auftrag zu erfüllen. Später ist sie Voraussetzung, heute eher hinderlich. Der Tag wird kommen, an dem man mich am Leuchten erkennen muss, schließlich bin ich verpflichtet, mich hervorzuheben. Grundsätzlich bin ich dankbar für diese Fähigkeit, die ich mein Eigen nennen darf.

Die Realität verschiebt sich weiter

Blitzartig wird mir klar, dass ich mich weit darüber hinaus von den Normalsterblichen unterscheide. Im Gegensatz zu anderen Menschen muss ich nicht essen und trinken, um zu überleben – ich lebe auf der geistigen Ebene. Der Körper ist unwichtig, fast nicht existent, weshalb ich schlicht keinen Zugang zu ihm hatte. Und somit erübrigt sich gleichzeitig wie zwangsläufig die Sache mit der Sexualität. Anscheinend habe ich immer gewusst, etwas Besonderes zu sein. Allerdings habe ich inzwischen manchmal das Gefühl, dass die rechte Hand nicht weiß, was die linke tut, doch das sind verhältnismäßig kleine Einbußen.

Ich bete zu Gott, dass die Plane mich genügend schützt und meine Gedanken nicht durchlässt. Die Nacht wird dunkel und bitterkalt. Schon in der Abenddämmerung zieht sich die Kälte in meine Knochen. Ich sehne mich nach ein paar Tropfen Alkohol und das nicht bloß wegen der Temperaturen. Mir ist es irgendwann einmal bedeutend besser gegangen, bedeutend besser. Den Mast bis nach oben zu erklimmen, gestaltet sich nicht einfach, es schwankt, es ist nass und ständig stoßen neue Wellen gegen das Schiff. Ich verliere dauernd das Gleichgewicht, aber im letzten Moment fange ich mich selbst ab. Wäre auch sinnlos, jetzt auf halber Strecke ins Meer zu fallen, das würde niemanden weiterbringen. Ich gehe davon aus, dass der große Herr und Meister bei diesen Aktionen seine himmlische Hand fest über mich hält. Mir kann also gar nichts passieren. Ein kleines, käfigartiges Gittergebilde gibt mir oben ein wenig Sicherheit. Es schützt nicht vor den Wetterbedingungen, die unter anderen Umständen nicht schlecht wären, aber es sorgt dafür, dass ich ein bisschen Halt habe. Meine Gelenke sind klamm gefroren von der feuchten Kälte, ich kann mich kaum bewegen. Die Müsli-Riegel stecken in den Taschen und ich komme nicht heran. Mir ist schwindelig und übel. Allein bei dem Gedanken, dass die Überfahrt womöglich noch Wochen andauert, könnte ich mich übergeben – was sich ohne Nahrungsaufnahme wiederum recht schwierig gestaltet.

Und daraus folgt der Gedankensprung, dass sich im Fall des Nahrungsstopps einige Reflexe und Automatismen erübrigen, was die absolute Neugestaltung des Körpers bedeutet. Sämtliche Funktionsbereiche wären verändert. Vielleicht werde ich eines Tages die Anatomie umschreiben. Die gesamte biologische Fachwelt gerät in Aufruhr, wenn ich beginne, die Medizin neu zu definieren. Und ich bin das Wunder des Lebens. Aber wahrscheinlich habe ich für diese Lappalien demnächst nichts mehr übrig, keine Zeit und keine Überlegungen. Ich bin ein kluger Kopf, leider bis heute verkannt. Jenes wird sich schlagartig ändern und dann bleibt dem Fußvolk nur das Staunen.

Das Zittern blockiert mein Denken, trotzdem fühle ich mich frei. Hier oben bin ich ganz alleine, weit und breit niemand. Selbst in mir ist momentan nichts, das versucht, Macht über mich zu ergreifen, oder das probiert mich zu steuern. Es ist der Wind, der meinen Kopf frei bläst und gleichzeitig dafür sorgt, dass die Leuchtreklame über meinem Kopf verschwindet – oder zumindest in weite Ferne ziehen lässt, sodass ich damit nicht in Verbindung gebracht werden kann. Parallel trägt der Wind jedoch Stimmen zu mir. Ich kann nicht einordnen, woher sie kommen oder was sie wollen. Ob es Stimmen Verstorbener oder noch Lebender sind. Ob sie mich aus dem Wasser oder vom Land erreichen. Diese Stimmen sind anders als die von damals. Sie reden nicht auf mich ein, sie sprechen untereinander und ich bin als Mithörer zwischengeschaltet.

Das Böse

Eine Stimme fällt mir sofort auf – die von Sonja. Sie ist echt, sie ist wirklich. Die anderen täuschen ihren Verstand oder meinen, ich habe keine Ahnung. Ich kann Sonja nicht verstehen, ich durchschaue nicht, was sie mir mitteilen will oder was sie sagen möchte. Oder es ist nicht Sonja, sondern jemand anders, der mich in Versuchung führen will, eventuell testen will. Oder es ist das Böse, das mich um den Verstand zu bringen sucht. Bestimmt aber als Warnung aufzufassen, sozusagen als die letzte Chance, mein Herz von Sonja zu befreien. Das tut weh, zumal ich ja mein Herz inklusive Sonja an Land gelassen habe. Sie schafft es immer wieder, mich zu verletzen. Mit Sicherheit weiß sie genau, dass sie mich gerade umbringt und das bestärkt sie noch. Mein Leben hängt an ihren verwegenen, schlechten Gedanken. Sie soll mich gefälligst in Ruhe lassen. Ich hasse sie.

Eine weitere zu beachtende Möglichkeit wäre, dass es eine faktisch böse Seite gibt, die mit allen Mitteln versucht, mein Vorhaben zu stoppen. Volltreffer, mein schwächster Punkt ist Sonja. Für die Frau würde ich alles tun, meinem Leben gegebenenfalls ein Ende setzen oder meine weltrettende Funktion verweigern. Aber ich bin nicht in der Lage zu unterscheiden, was Sonja mir zutragen will und welcher Teil davon der schlechte ist. Eigentlich erkenne ich überhaupt nicht, ob die Stimme Sonja gehört oder ob man sie imitiert hat, um mich anzusprechen. Je länger ich darüber nachdenke, während mir der Wind fröhlich die Stimmen zuspielt, desto unsicherer werde ich. Und das ist beabsichtigt. Das Böse rechnet damit, dass ich aufgebe oder eine unbedachte, hektische Bewegung mache und hinabstürze. Vielleicht auch, dass mich die Angst auffrisst, oder dass ich vor Angst sämtliche Planungen fallen lasse. Pech gehabt, zu einfach, nicht mit mir. Ich schaffe es, jetzt erst recht. Ich liebe Sonja und ich weigere mich, sie da hineinzuziehen. Deutlicher hätte die Warnung kaum sein können. Nun lauern meine Feinde überall, niemand ist mir positiv zugetan. Menschen, die mir völlig unbekannt sind, die ich nie gesehen habe, werden mir begegnen und versuchen meine Rechnungen zu durchkreuzen. Ich ahne Schlimmes. Am tragischsten finde ich, dass es gelingt, Sonja fernzusteuern, sie willenlos zu machen und für diese Zwecke zu vereinnahmen. Sie wendet sich gegen mich und merkt davon nichts. Mich auszuschalten funktioniert bloß, wenn man meine einzige Angriffsfläche kennt. Und das ist Sonja, alles andere berührt mich nicht. Nur über sie schafft man es, mich zu verletzen oder mich aufzuhalten.

Unter Umständen hat man sie als Geisel genommen und sie benötigt tatsächlich meine Hilfe. Das Böse erpresst mich mit ihr. Sonja ist Versuchung, ich muss sie vergessen. In diesem Moment verstehe ich die Bedingung, Sonja zurücklassen zu müssen und keine Bedürfnisse haben zu dürfen. Alles andere wäre mein Tod oder das Ende ohne Wiederkehr.

Niemand darf mich finden, ich muss aufpassen. Keinem soll auffallen, dass ich Sonjas Stimme wahrnehme, ich muss aufhören, daran zu denken, aufhören, an sie zu denken – die Gefahr, erkannt zu werden, ist schon groß genug.

Vor Tagesanbruch ist es mir nicht möglich, den Mast ungesehen zu verlassen. Trotz der Kälte macht sich Angst breit. Eine andere Angst als die von einst, doch es ist unweigerlich Angst. Hinzu gesellt sich eine überdimensionale Ungewissheit oder gar Feigheit. Im Grunde ist egal, worum es sich handelt, ich muss es verdrängen, um die Oberhand zu behalten. Ebenso von mir schieben wie Sonja, den Alkohol oder aufkeimende Hungergefühle. Das muss machbar sein. Manchmal wünschte ich, ich hätte diese kolossale Aufgabe nicht allein zu erfüllen, verwerfe es jedoch gleich wieder, weil es natürlich viel zu gefährlich wäre, jemanden einzuweihen. Im Endeffekt kann bloß einer der Retter sein, nämlich ich. Entsprechende Überzeugung holt mich schnell zurück auf den Boden der Tatsachen. Ich bin froh.

Der Tag bricht an. Bevor auf dem Schiff die alltägliche Betriebsamkeit herrscht, muss ich in mein überplantes Rettungsboot gelangt sein. Eigentlich müsste ich Wasser lassen, dringend, traue mich aber nicht. Es ist so kalt, dass ich Angst habe, Eiswürfel zu urinieren. Immerhin besser als krabbelnde, weiße Würmer, aber Eiswürfel würden mich von innen zerschneiden und dann hätte das Böse letztendlich doch gesiegt. Ich würde verbluten und vor Schmerzen elend verenden. Damals ist mir überhaupt nicht in den Sinn gekommen, dass die Würmer mich hätten von innen vernichten oder auffressen können, heute bedenke ich jede Möglichkeit. Harndrang ist etwas Furchtbares, ich versuche es auszuhalten.

Die kleinste Bewegung tut weh, ich kann mein Gleichgewicht kaum halten, der Mast wird vom Wind bedrohlich hin und her geschüttelt. Mir kommt Kaffeeduft entgegen, woraufhin sich mein Magen umdreht. Der Würgereiz ist zu heftig, als dass ich ihn unterdrücken könnte. In letzter Sekunde beuge ich mich über die Reling. Für Angst vor dem, was da herauskommt, ist keine Zeit. Eiswürfel sind es nicht. Auch keine grünen Männchen. Es sind ganz eigenartige, figurlose, bunte Kleckse, die mich anblicken, während sie vom Meer davongetragen werden. Je weiter sie sich von mir entfernen, desto stärker nehmen sie Form und Gesicht an. Schimpfenderweise verschwinden sie im Wasser.

Das Böse war in mir und womöglich gibt es übrig gebliebene Reste. In mir windet es sich. Der Essensverzicht ist nun endgültig beschlossene Sache. Ich kann ja nicht wissen, zu was die Müsli-

Riegel in meinem Körper mutieren würden. Das Ausmaß meiner Verantwortung lässt keine weiteren Risiken zu. Schließlich habe ich die Macht über alles, was demnächst geschieht, und je öfter mir das bewusst wird, desto besser geht es mir. Die Attacken gegen meine Person bestärken mich außerdem. Mich zerstört niemand, weder formannehmende bunte Kleckse, noch krabbelnde weiße Würmer. Nicht Sonja, nicht meine Familie, niemand. Zurück in meinem Rettungsboot, muss ich nachdenken. Meine Blase habe ich nicht gewagt zu entleeren, sobald es ein bisschen wärmer wird, werde ich dies tun und das Böse aus mir herausbringen. Die Müsli-Riegel behalte ich vorsichtshalber bei mir, die werden sich erst gegen mich richten, wenn ich sie verzehre oder wegwerfe. Momentan bilden wir eine Symbiose, ich tue ihnen nichts und sie mir nicht. Eventuell könnten sie mir später als Tauschmittel weiterhelfen und mir den Weg in die Wüste bahnen, aber das ist lange hin.

Es gelingt mir zu urinieren, komplikationslos und ohne gesehen zu werden. Keine weißen Würmer, keine Eiswürfel, keine verdächtigen Geräusche, alles im grünen Bereich. Ich bin erleichtert für den Rest des Tages. Ein erneutes Wasserlassen wird zwangsläufig vermieden, indem ich keine Flüssigkeit nachfülle. Ich befeuchte meine Lippen, um nicht trinken zu müssen. Den Schwindel und die schmerzenden Knochen unterdrücke ich. Die Übelkeit hat sich nach dem Erbrechen wie von selbst gelegt. Ich habe das Böse besiegt, vorläufig.

Mir fehlt der Alkohol. Vermutlich hat der aufgrund seiner hohen Konzentration dafür gesorgt, dass ich nicht längst von innen zerstört worden bin. Und mal gründlich nachgedacht, passt alles perfekt zusammen, beinahe puzzleartig. Die Stimmen sind verschwunden, zugleich mit den Klecksen vom Meer aufgenommen. Und Sonja ist beim Wasserlassen abhandengekommen. Ich habe Zeit um auszuruhen, zu schlafen, zu überlegen und mich von den Ereignissen der letzten Nacht zu erholen.

Der Tag bringt angenehme Temperaturen mit sich. Die Wärme der Sonne dringt durch die Plane und erhellt meine Stimmung ein wenig. Ich bekomme Durst, den Hunger nehme ich nicht wahr. Meine Knochen haben aufgehört weh zu tun oder ich habe mich daran gewöhnt, genauso an die unzähligen blauen Flecken. Mein Kopf schmerzt, das Alkoholdefizit lässt sich nicht verleugnen. Außerdem verkrampfen sich meine Gliedmaßen dauernd, kein Wunder, ohne Vitamine. Falls ich beauftragt sein sollte, den perfekten Körper zu konstruieren, muss ich diese Dinge berücksichtigen. Vielleicht gelingt es mir, einen Organismus ohne Herz und Seele zu erschaffen, dort tut es am meisten weh. Man hat mir Sonja aus dem Herzen gerissen und damit alles andere in Mitleidenschaft gezogen. Ich darf nicht darüber nachdenken, sonst kehrt das Böse zurück, um mich zu liquidieren. Es ist bereits prekär genug.

Die Besatzung schrubbt das Deck, ein neuer Tag hat begonnen. Je weiter wir uns von der Heimat entfernen, desto näher komme ich meinem Ziel. Ich frage mich, worin der Sinn liegt, das Deck zu schrubben, und weshalb ich mich hier verstecke. Schließlich bin ich, im Gegensatz zu den schrubbenden Leuten, in höchst wichtiger Mission unterwegs. Sie sollten sich mir unterwerfen, um mir gerecht zu werden. Allerdings bin ich nicht sicher, wie ich ihnen das klarmache, ohne provokativ zu wirken. Jesus hatte seine Jünger, ich habe niemanden. Sie sind in der Überzahl und könnten mich jederzeit über Bord werfen, wegsperren und alles tun, was ihnen einfällt, um mich außer Gefecht zu setzen.

Weiter gilt es, das Böse und die Strafe danach zu bedenken. Eigentlich besitze ich die Macht über Leben und Tod, dennoch stehe ich am Abgrund und drohe innerhalb von Sekunden vernichtet zu werden. Ich muss ausruhen und nachdenken, was zu tun ist. Völlig erledigt falle ich in einen festen, traumlosen Schlaf. Als ich erwache, zieht mir der Duft vom Nachmittagskaffee in die Nase. Mir wird nicht übel, die Magenschmerzen hatte ich vorher schon. Die Zahnbürste fällt mir ein – ich habe sie verloren, ein neues Problem. Vielleicht habe ich sie sogar absichtlich aus der Tasche gelegt, als das Böse mich übermannt hat. Mein Herz schlägt bis zum Hals, auch ohne Sonja. Die Angst ist zurück. Jetzt entdeckt zu werden, wäre höchst dramatisch und mindestens ebenso brisant. Ich bin an Bord und spätestens in diesem Moment wissen sie es. Sie werden mich suchen und finden. Ich muss mich outen, ich muss zu meiner Mission stehen, selbst auf die Gefahr hin, mein Leben zu verlieren. Möglicherweise ist der beste Weg um weiterzukommen, die verlorene Zahnbürste als Geschenk zu betrachten. Ich schaffe es, ohne Jünger. Freiwillig werde ich mich nicht stellen, sondern abwarten, bis man mich findet oder sich ungeplante Komplikationen ergeben. In dieser Nacht werde ich mit all meiner Kraft dem Bösen gegenübertreten und den Stimmen im Wind lauschen. Ich bin stark, wenn sie mich nicht erreichen. Sonja gibt es nicht mehr und andere Schwachstellen habe ich nicht. Vorbei, man kann mir nichts.

Nur die Besatzung muss ich davon noch überzeugen, was wahrscheinlich der schwierigste Part ist. Die Leuchtreklame könnte dabei in gleicher Weise hinderlich wie hilfreich sein. Ich erahne nicht einmal, ob das Böse Einfluss auf meine sichtbaren Gedanken hat. Eventuell sind sie derart manipuliert zu lesen, dass ich zwangsläufig missverstanden werden muss. Kein Mensch wird mir glauben, dass ich eine Weltverschwörung aufzulösen habe – keiner wird verstehen, dass ich in einem höheren Auftrag unterwegs bin, dass ich das Auge zur Welt bin.

Neue Überzeugungen

Mein Denken ist so stark vom Bösen durchkreuzt und für andere sichtbar, dass ich überhaupt keine Chance habe, an jenes weltweite Datennetzwerk, welches sich in der Sahara befindet und von dem alles ausgeht, zu gelangen. Das ist es, genau in diesem Augenblick hat mir jemand das besagte Wissen zugespielt. Diesmal war es nicht das Böse, ich weiß es und triumphiere. Entsprechend ist es dem Guten möglich, mich telepathisch zu erreichen – ich hatte fast den Glauben daran verloren. Plötzlich beschleicht mich Angst, dass das dem Bösen bestimmt ebenfalls möglich ist. Ich lebe zwischen den Fronten, in einer Zwickmühle, die ich niemandem wünsche. Und das, obwohl ich zurzeit der mächtigste und wichtigste Mensch auf Erden bin. Trotz allem kann ich sehr zufrieden sein, ich kenne nun meinen endgültigen Lebensplan. Es mag viele Umwege geben, aber ich werde mein Ziel erreichen und meine Mission erfüllen. So gefesselt von mir und der Sache war ich bisher nie.

Selbsthilfe

Im Moment muss ich es schaffen, das Böse fernzuhalten, egal wie. Ich versuche das Böse zu kontrollieren, indem ich meine Schuhe mit einer Doppelschleife binde und den Kragen meiner Jacke hochklappe. Eine andere Maßnahme wäre eine Gegenüberstellung, mit dem Vertrauen, dass das Gute siegt. Ich entscheide mich dagegen, schon allein weil ich zahlenmäßig unterlegen bin. Außerdem kann ich nicht abschätzen, wer sich zusätzlich gegen mich richtet.

Inneres Chaos

Sollte es mir nicht gelingen, die Besatzung auf meine Seite zu ziehen und sie von meinem Vorhaben zu überzeugen, werden sie die Fronten wechseln und zum Bösen überlaufen. Wobei ich eigentlich nicht weiß, ob sie nicht das Böse sind und längst den Auftrag erhalten haben, mich zu vernichten. Sicher kann ich nur sein, wenn ich nicht vertraue, niemandem.

Im Grunde kann ich auch meiner eigenen Person nicht vertrauen, schließlich erahne ich nicht, inwieweit sich das Böse bereits in mir eingenistet oder zumindest Zugang bekommen hat. Unter Umständen hat es längst einen Weg gefunden, mich von außen zu steuern – ich denke an den Verlust meiner Zahnbürste und an die erbrochenen Kleckse. Ich muss in Betracht ziehen, dass das Böse mich Stück für Stück vereinnahmt, obgleich ich nichts davon spüre. Und je häufiger ich daran denke, desto besser funktioniert es. Wahrscheinlich eine der Ausbreitungsbedingungen.

Das Böse ist in mir und weitet sich aus. In mir wächst ein Monster heran, auf das ich keinen Einfluss habe, geschweige denn überhaupt sehen kann. Das Monster agiert gegen mich, mir stehen schlimme Dinge bevor. Gleich noch eine Schwachstelle, ich kann diese Gedanken nämlich nicht ausschalten oder heraustrennen, wie es bei Sonja der Fall war. Von Sonja existiert der Name, alles andere ist fort. Ich dachte, ich hätte es geschafft, doch tatsächlich scheinen sich dauernd neue Hürden zu entwickeln. Und eine problematischer als die eben zurückgelassene.

In solchen Augenblicken möchte ich verzweifeln oder einfach aufgeben, aber das steht mir nicht zu. Es ist die Angst, die sich in meinen Kopf gebrannt hat und nicht wieder fortschieben lässt. Angst ist überall, nicht klar fassbar, sie dominiert und beherrscht alles, jeden Gedanken, jeden einzelnen Schritt. Sie mahnt mich zur Vorsicht und bewahrt mich vor Überheblichkeit. Sobald ich diese Angst annehme, gehört zwangsläufig das Böse zu mir. Das lasse ich nicht zu. Womöglich ist es die Angst, die das Gute mit dem Bösen verbindet – dann hat das Böse schon einen Platz in mir gefunden und versucht gerade, sich mit dem Rest zu verbrüdern. Folglich verliert das Gute die Macht und das Gute bin ich, wenigstens bis jetzt. Das Monster ist in mir. Auf keinen Fall darf das Böse an den Computer gelangen, es hätte katastrophale Auswirkungen. Ich muss das Böse in mir bekämpfen. Jeden einzelnen Gedanken werde ich drehen und wenden, bis ich ihn sicher einordnen kann. Die verschiedenen Handgriffe werden bis ins Kleinste analysiert. Eine harte Zeit bricht an. Ich muss mich vor mir selbst schützen und den Teil, den das Böse bereits vereinnahmt hat, von mir trennen. Der übriggebliebene Rest ist gut und gehört zu mir – es ist der Teil, der das Netzwerk finden muss. Vielleicht kann ich dafür sorgen, dass sich das Gute in mir vermehrt, indem die Zellteilung im entsprechenden Bereich des Körpers aktiviert wird und letztlich das Böse verdrängt. Krebszellenähnlich, allerdings in umgekehrter Form. Und die abartigen Zellen stellen dabei das Böse dar und statt dass diese sich vermehren, verlieren sie ihre Teilungsfähigkeit. Die wachstumsfähigen, guten Zellen kapseln die bösen ein und entmachten sie. Für die völlige Verdauung dieser tickenden Zeitbomben muss ich mir etwas besonders Kluges einfallen lassen. Außerdem gilt es darauf zu achten, die Reste des Bösen komplett auszuscheiden, um sämtliche Formen von Erneuerung, von Wachstum zu verhindern.

Für meine Umstrukturierung des Körpers und für diese genialen Ansätze im Bereich der Zellpathologie werde ich mindestens den Nobelpreis bekommen. Mein Kopf ist ein tragbares Labor. Ich gehe in die Geschichte ein als der größte Retter aller Zeiten. Meiner Mehrfachbegabung sind keine Grenzen gesetzt. Die grüne Substanz meines Hirns enthält unendlich viele Zellen, die mich zum wichtigsten Instrumentarium von Welt und Zeit machen. Der Raum ist leider umschrieben auf die Erde. Ob ich das gesamte Sonnensystem beeinflussen kann, bleibt derzeit fraglich, auszuschließen ist es wiederum nicht. Einstweilen kenne ich den Weg, der mich in die Wüste führt, das „Danach" muss ich später erfahren. Möglicherweise besteht es darin, dass man mich ins Weltall schießt, von wo ich dann Einfluss auf die anderen Planeten hätte, doch das bleibt abzuwarten.

Mein Wissen über das Böse darf nicht nach außen dringen, darf nicht für andere sichtbar werden. Und erst recht nicht als Leuchtreklame, es wäre sonst ein Leichtes, mich zu enthaupten. Ich präge mir einen Satz ein, den ich die ganze Nacht wiederholen muss, um nicht fehlgeleitet zu werden. Das ist die einzige Chance, die Dunkelheit auf dem Mast zu überstehen. Der Wechsel vom Boot zum nasskalten, schwankenden Nachtquartier ergibt sich ohne besondere Vorkommnisse. Zwar habe ich mich aufgrund der Zahnbürste selbst verraten, werde aber verschont, vorerst. Oben angekommen, gibt es diesen einen Satz, den ich zu denken habe, nichts sonst. Ich darf mich nicht irritieren lassen, von meiner eigenen Leuchtreklame nicht und nicht von den Stimmen, die erneut versuchen werden mich zu stürzen.

Das Böse nimmt überhand

Ich konzentriere mich auf meinen Satz, der Kopf schmerzt, die Stimmen kehren zurück und attackieren mich. Sie kreischen förmlich und wollen mich willenlos machen. Ich wehre mich beharrlich, tapfer mit demselben Satz und lasse die Stimmen nicht an mich heran. Noch habe ich die Gewalt über das Monster in meinem Körper. Es lehnt sich auf und lässt meinen Kopf immer wieder, für mich absolut unwillkürlich, gegen das Gitter schlagen. Ich kann nichts machen, es geschieht ohne mein Dazutun. Das Böse versucht mich zur Vernunft zu erziehen, die Stimmen haben es nicht geschafft. Oder ich habe einen Fehler gemacht, weshalb man mich nun umzubringen versucht oder mir heimtückisch den Verstand raubt. Aber ich bin nicht schuld, die anderen sind es. Oder ich bin doch schuld. Ich muss runter, flüchten vor dem Teil in mir, der mich mit aller Kraft zu zerstören sucht. Der Satz entfällt mir, klebt wahrscheinlich am Gitter und ist für jedermann lesbar. Meine Synapsen drehen sich im Kreis. Ich versuche mich zu bewegen, hinunterzuflüchten, es gelingt nicht. Mein Körper ist starr, jeder einzelne Teil versagt mir den Dienst. Ich habe die Kontrolle verloren, mein Kopf gehorcht mir ebenso wenig wie meine Beine. Es vergehen ein paar Sekunden, bis ich mich fasse. Das Böse hat es auch diesmal nicht geschafft. Gleichwohl, das war der Warnung genug.

Das Monster und Napoleon

Eines Tages gelingt es mir, mich in ein Tier zu verwandeln und mich unauffällig und problemlos fortzubewegen, doch spontan kann ich das nicht. Wie automatisch umklammere ich den Mast und rutsche in die Tiefe, klettern ist nicht mehr möglich. Mein Gleichgewichtssinn hat mich verlassen. Sollte ich später mit dem Schiff zurückmüssen, werde ich eine Schlange sein, die benötigt keinen. Außerdem ist in einer Schlange kein Platz für ein Monster, das Gehirn ist viel zu klein. Daran zu denken ist schön, aber ziemlich sinnlos, denn so weit ist es noch nicht.

Flugs wäre ich gern Napoleon, der war der Größte seiner Zeit, zumindest seine Machtstrukturen betreffend. Vielleicht beherbergte er ebenfalls ein Monster in sich oder einen bösen Anteil, der ihn hat dermaßen wachsen lassen. Zu Napoleon fühle ich mich extrem hingezogen, dass ich überlege, eventuell ein Nachfahre von ihm zu sein, der dessen Aufgabe zu beenden hat. Oder wenigstens den Ausgang von damals im positiven Sinne beeinflussen muss, quasi als Wiedergutmachung.

Bisher hielt ich mich als Durchlaucht für völlig ungeeignet, aber jetzt. Napoleon war ein genialer Mann. Ein genialer Mann ist ein genialer Schuft, hat Sonja immer gesagt. An der Seite eines Genies kann ich mich gut fühlen. Ich bin stolz auf mich, auf meine entsprechend weit zurückverfolgbare Herkunft und auf das Ergebnis, das ich zu erzielen habe und werde. Ein Leben voller Sinnlosigkeit, das einen nicht messbaren Wert bekommt. Ich beginne mich zu lieben, ja, fast anzubeten. Egal was vorher war, ich mag mich, bedingungslos. Das Monster gehört nicht zu mir, unmöglich es passend zuzuordnen. Mein augenblicklicher Wissensstand sagt mir, dass jenes eher schadet als nützt. Zwar lebt etwas Abartiges in mir, doch es ist nicht meins. Ich würde nicht einmal sagen, dass es ein Teil von mir ist. Dennoch ist es da, ohne abschätzen zu können, woher es kommt oder wohin es mich führt. Das Monster ist vorhanden und versucht mein Leben zu bestimmen. Ich wehre mich dagegen, aber Einfluss nimmt es trotzdem.

Durchblick

Manchmal sehne ich mich nach der Zeit des Unbeschwertseins, allerdings mit dem herben Beigeschmack in der Frage, ob diese Momente jemals Wirklichkeit waren. Die rückblickenden Gedanken an meine Mutter ängstigen mich, machen mich vielleicht verlegen. Ich schätze, sie hat mich nie so geliebt, wie ich es gebraucht hätte. Spontan fällt mir keine Mutter ein, die das tut. Sonja hat nicht von ihrer Mutter gesprochen, ebenso wenig von ihrem Vater, wahrscheinlich haben wir uns deshalb gefunden. Für den Moment gefunden. Ein dauerhaftes Finden hätte ein echtes Miteinanderreden vorausgesetzt, war aber anscheinend nicht machbar, für sie nicht und für mich nicht. Bestimmt hat sie es versucht, wie vieles andere auch, nur verstanden habe ich sie nicht, leider. Uns beiden hätte einiges erspart bleiben können, wenn wir uns auf der Gesprächsebene nähergekommen wären – somit ist letztlich alles verwehrt geblieben. Hinter uns liegen etliche Stunden des Schweigens. Einfach ausgedrückt, war meine Liebe eine andere als ihre. Selbst die Ernsthaftigkeit dessen bedeutete eine Frage der Auslegung oder der Definition. Definition war eines ihrer Lieblingswörter, was ich nicht verstanden habe. Seltsam. Obwohl wir uns geliebt haben, haben wir aneinander vorbei gelebt. Vermutlich sind alle Frauen unberechenbar und Sonja war ein Vorführexemplar dieser Gattung oder korrekter, bestes Beispiel. Früher habe ich geglaubt, dass ich die Welt nicht verstehe, heute denke ich, die Welt ist zu kompliziert, als dass sie sich jedem Einzelnen anpassen kann. Und damit sich die eigenartige Sichtweise zwischen Welt und Menschheit verändert, gibt es mich, sozusagen als Mittler, als das verbindende Auge zur Welt – ich kann es nicht oft genug betonen. Das Monster in mir scheint das anders zu sehen, wie genau, weiß ich eben nicht.

Mit einem dumpfen Knall lande ich auf dem Boden, weder Beine noch Füße unterliegen meinem Willen. Ich versuche mich krabbelnderweise seitlich und auf dem Bauch fortzubewegen. Von nun an muss ich permanent damit rechnen, aufgespürt zu werden. Hier unten bin ich in der Dunkelheit nicht sicher, mir ist das schon fast egal. Es geht mir nicht gut, doch das spielt keine Rolle. Kurz vor dem Ziel werde ich nicht aufgeben. Ich robbe in mein Rettungsboot zurück. Gehen ist indiskutabel, eine nicht umsetzbare Illusion. Die Anstrengungen der letzten Tage haben meinen Körper ausgezehrt. Mein derzeitiger Zustand lässt die Idee, ohne Essen und Trinken auszukommen, nicht sonderlich interessant wirken. Gegenwärtig wäre ich sogar für die Nahrungsaufnahme zu schwach. Mir ist alles egal, total egal. Am liebsten möchte ich dieser Qual ein Ende setzen. Ich ziehe die Plane über das Boot und liege beinahe regungslos darunter. Müdigkeit und Schwäche nehmen überhand, die Leuchtreklame ist nicht wichtig.

Ich erwarte regelrecht, am Morgen nicht mehr frei zu sein, sondern irgendwo eingekerkert und weggesperrt. Aber es stört mich nicht – wenn meinem Vater danach war, hat er das auch getan, ich bin einiges gewohnt. Mich erschüttert kaum noch etwas. Es gibt nicht viele Grausamkeiten, die ich nicht bereits zu Hause erlebt hätte, und trotzdem habe ich immer versucht alles richtig zu machen oder zu gefallen. Hat natürlich nicht funktioniert. Meine Kindheit war nicht schön – geprägt von Ablehnung, Intrigen und Missgunst oder von Hass. Da war niemand, der je hinter mir gestanden hätte.

Meine Mutter war überfordert, sie hatte genug mit sich zu tun. Bestimmt war sie als Kind nicht besser dran, ich weiß es nicht, sie hat es mir nie gesagt. Während sie schlief, habe ich sie manchmal angesehen und nach Ähnlichkeiten gesucht. Stattdessen habe ich tiefe Spuren entdeckt, ihr Gesicht war gezeichnet. Damals konnte ich nicht sagen wovon, heute erkenne ich, dass es das Leben gewesen sein muss. Im Nachhinein tut sie mir ein bisschen leid. Als beneidenswert kann man ihr Dasein nicht bezeichnen, und niemand war in der Lage, zu helfen, geschweige denn, zu verstehen. Sie war nicht von dieser Welt, was mein Vater ihr nie verzeihen konnte. Und insbesondere nicht, dass sie einen Sohn geboren hat, der selbige Merkmale aufzeigte. Ein Kind, das von Anfang an keine Chance hatte und erst recht keine bekam.

Ich bin mir nicht sicher, ob es ein Problem der Generationen ist oder ausschließlich das meines Vaters. Ebenso wenig kann ich sagen, ob mein Vater nicht der weitaus Gestörtere der beiden ist, immerhin hat er alles um sich herum verleugnet. Seine Eltern habe ich nicht kennengelernt, er fand sie nicht erwähnenswert. Diesbezügliche Fragen habe ich mir verkniffen, gezwungenermaßen.

So lange ich zurückdenken kann, wünsche ich mir Eltern, die normal sind, die für mich da sind und die keine Bedingungen stellen. Aber die Wirklichkeit sieht anders aus. Schon zu Zeiten der Sandkiste habe ich mich davon überzeugt, dass Eltern kein Herz haben und meine stellen garantiert nicht die Ausnahme, sondern die Regel dar. Auf den Beweis des Gegenteils warte ich wohl bis zum Sankt Nimmerleinstag. Ich liege in meinem überplanten Rettungsboot, ohne dass die Familie einen einzigen Gedankenblitz an mich verschwendet.

Mich gibt es nicht und hat es niemals gegeben, deswegen hat wahrscheinlich das Monster in mir Platz gefunden. Es nimmt genau den Platz ein, der normalerweise von elterlicher Liebe eingenommen wird. Das ist nicht Enttäuschung, das ist Tatsache und leider die bittere Realität. Ich bin mir nicht einmal sicher, ob meine Mutter bewusst miterleben konnte, dass sie ein Kind hatte, oder ob es in ihrer Welt überhaupt andere Menschen gab. Diese Antwort werde ich nicht bekommen, eventuell mein ganzes Leben danach suchen oder ganz darauf verzichten müssen. Vielleicht hat sie sogar in der besseren Welt gelebt, ich weiß es nicht.

Um weiterzudenken bin ich zu erschöpft. Je mehr ich mich über meine Herkunft ärgere, desto belastender wird es. Ich ertrage es nicht. Ich liege vereinsamt in meinem Rettungsboot und schiebe Blues. Ohne dass ich es will, kommen mir die Tränen. Als Kind habe ich mich oft in den Schlaf geweint, eines Tages war das vorbei – Männer weinen nicht. Hätte mein Vater die für ihn grundlosen Tränen mitbekommen, hätte er dem Anlass einen triftigen Grund gegeben. Womöglich habe ich deshalb keinen Zugang zu anderen Menschen, schlimmer noch, sie machen mir Angst. Das Geschlecht ist unwesentlich, sobald sich mir jemand nähert, ziehe ich mich zurück. Man hat mich betrogen, um meine Kindheit, um mein Leben. Ich bin eines Teils meines Lebens beraubt worden.

Die „andere" Realität kehrt zurück

Irgendwie fühle ich mich komplett neben der Spur. Schätze, ich brauche keinen Arzt, sondern einen Therapeuten, und zwar einen verdammt guten. Jemanden, dem es gelingt, meine Angst zu analysieren. Wobei fraglich ist, ob das Böse derartiges zulassen würde. Ein Monster zur Therapie zwingen ist vergleichbar kompliziert der Tatsache, als einzelne Person die gesamte Menschheit vor dem Untergang zu bewahren. Und das Böse vom Therapeuten fernzuhalten, um mich nicht selbst als solches zu bekennen, ist die Steigerung dessen. Ich trage Schlechtes in mir und weiß es, aber andere dürfen es nicht wissen. Normalerweise gehörte ich hinter Schloss und Riegel, zumindest ein Teil meines Ich. Das kann niemand verstehen.

Bis jetzt bin ich nicht bereit, das Böse als Teil von mir zu betrachten. Das Monster besetzt mich, es beherrscht die Stelle, an der sonst schöne Dinge zu finden wären. Das Monster in mir soll verbrennen, es nimmt mir mein Leben weg. Einen Teufelsaustreiber anstelle eines Therapeuten – ich bin müde, viel zu müde. Nicht einmal das Monster hält mich wach. Ob es mich am Leben hält, werde ich bald sehen.

Elementare Bedürfnisse

Als ich wieder zu mir komme, wird es dunkel. Trotzdem scheine ich mich freier zu fühlen. Man kann beinahe sagen, dass es mir gut geht. Von meinem körperlichen Zustand ist das nicht unbedingt zu behaupten, man kann eben nicht alles haben. Hunger und Durst überkommen mich, völlig profan, aber absolut normal. Ich verschlinge sämtliche Müsli-Riegel nacheinander, hinterher die Flasche Wasser. Mein Appetit ist nicht annähernd gestillt – ich muss mir etwas einfallen lassen. Die Kombüse befindet sich nicht weit von meinem derzeitigen Lager. Inzwischen kenne ich den Tagesablauf der Besatzung exakt. Wenn die Möglichkeit bestünde, würde ich einen ganzen Bären alleine verschlingen. Außerdem muss meine Wasserflasche nachgefüllt werden.

Auf wackligen Beinen mache ich mich auf Nahrungssuche. Der Weg in die Kombüse und zur Vorratskammer fällt mir aufgrund der Mangelzustände nicht gerade leicht, eher ein Kriechen als Gehen. Niemand ist in der Nähe, nichts ist bewacht. Die Tür knarrt, jedoch nicht wesentlich. Völlig unüberlegt und wahllos stopfe ich alles in mich hinein, was essbar erscheint. Vorsichtsmaßnahmen treffe ich nicht, bedenke ich gar nicht. Wie ein Wurm esse ich mich quer durch die verfügbaren Vorräte. Wasser ist ebenfalls genug vorhanden. Meine Flasche fülle ich auf, die Abfälle versuche ich unauffällig zu vernichten. Das Papier meiner Müsli-Riegel behalte ich bei mir – kluger Kopf. Es kann jeder gewesen sein, der sich durch die Vorratskammer gegessen hat, weil er ad hoc von einem unstillbaren Hunger überfallen worden ist. Also ein Vorkommnis, das sich kaum regelmäßig wiederholen darf. Mein Magen ist randvoll, ausreichend für den Rest der Woche. Ich hinterlasse alles ordentlich, nehme nichts mit, fast als würde ich der Besatzung angehören. Keiner kommt auf die Idee, dass sich ein blinder Passagier an den Lebensmitteln zu schaffen gemacht hat.

Diese Nacht werde ich zwangsläufig in meinem Rettungsboot verbringen, für diverse Klettereien habe ich zu viel gegessen. Darüber hinaus braucht mein Körper diese Erholungsphase dringend. Mir geht es gut, ich schlafe sofort ein. Keine Stimmen, keine Träume, keine Befehle, keiner versucht mich lahmzulegen, nichts, überhaupt keine Grausamkeiten, nur ein tiefer, fester Schlaf. Ich scheine wieder menschlich zu werden.

Am Morgen reißt mich der Strafappell aus meinem Wohlsein, niemand hat sich außerhalb der Mahlzeiten an den Vorräten zu vergreifen. Keiner meldet sich, keiner will es gewesen sein. Ich auch nicht, ich verhalte mich ruhig. Strafe muss sein, jeder Einzelne leistet seinen Beitrag oder der Betreffende gibt sich zu erkennen. Keine Reaktion, von niemandem. Sie sind alle mit sich beschäftigt, ich muss mir keine Gedanken machen.

An Deck wird es ruhiger, dafür verschwindet die Ruhe in mir schlagartig. Mir stellen sich unzählige Fragen, ich fühle mich plötzlich alles andere als sicher. Mein Verdauungssystem scheint noch zu funktionieren, mir rollen dauernd neue Probleme in den Weg – ich mag nicht mehr. Ich bin nicht länger gewillt zu hungern oder mich zu verstecken. Und ich möchte duschen, stundenlang, und mir den Dreck der vergangenen Tage herunterbürsten. Von mir aus so lange bürsten, bis es blutet und das Böse freiwillig aus mir verschwindet. Es ist wieder da. Ich muss versuchen es loszuwerden, sonst habe ich keine Chance.

Zum inneren Schutz benötige ich Alkohol, und zwar genauso dringend wie eine Toilette. Die Mittagszeit wird abgewartet, bevor ich mich schwankenderweise wieder auf den Weg mache. Ich bin vorsichtig und vermute hinter jeder Ecke jemanden. Seit der letzten Nacht will man mir garantiert an den Kragen, meinen hochgeklappten. Die Schuld dafür trage ich selbst, obgleich ich nicht vergessen darf, dass die anderen dem Fußvolk angehören und nicht ich. Meine Position grenzt sich überdeutlich ab, aber ich will mich nicht als Wohltäter fühlen und schlicht nicht ihr Wohltäter sein.

Wahn und Realitätsverlust werden offensichtlich

Langsam taste ich mich in das Innere des Schiffes vor. Der Toilettengang wird zuerst erledigt. Anschließend verschwinde ich leise und unauffällig im winzigen Duschraum gegenüber. Obwohl, in meiner Position muss ich nicht leise sein. Die Zeit der Unterwürfigkeit ist vorbei. Mit einem Lied auf den Lippen genieße ich das Wasser, die Seife, das Bürsten. Ich gehe nicht davon aus, dass man es wagt, mich zu finden. Man wird mich schalten und walten lassen, wie ich mag. Nun wird sich mir niemand mehr in den Weg stellen, meine Angst ist verflogen. Sollen doch alle kommen und sehen, wen sie Prominentes an Bord haben. Und tatsächlich, sie kommen. Es sind drei, die mir fassungslos, vielleicht etwas erschrocken oder erstarrt gegenüberstehen. Eben darauf war ich aus. Sie sollen ihre Unterlegenheit und damit meine Überlegenheit erkennen. Meine Macht ist unantastbar, zumindest was diese drei Gestalten betrifft. Ich bin stolz. Jetzt ist es an mir, Überzeugungsarbeit zu leisten, sie in meinen Friedensplan einzuweihen. Es ist Zeit, als Medium hervorzutreten. Ich kann beanspruchen, ihr Meister zu sein, sie sind meine Diener. Ich bin die Regierung.

In ihren Gesichtern zeigen sich Zweifel anstelle von Glaubwürdigkeit. Ich stehe nackt da, nackt wie Gott mich erschaffen hat, und versuche diesen drei hilflosen Erdenbürgern zu versichern, dass ich mich auf einer Friedensmission befinde, auf der Friedensmission überhaupt. Doch statt mich ernst zu nehmen, brechen sie in schallendes Gelächter aus. Sie platzen fast vor Lachen und ich stehe denen irgendwie hilflos gegenüber. Die haben keine persönliche Identität, in dem Sinne, wie ich sie habe. Von meinem höheren Auftrag wollen sie nichts wissen, welch armselige Geschöpfe. Enttäuschung macht sich breit. Ich höre dauernd denselben Satz, der Typ hat sie nicht alle, der ist verrückt, durchgeknallt. Mit Händen und Füßen versuche ich zu signalisieren, dass ich das Wunder des Lebens darstelle. Aber sie lassen sich nicht beirren, diese geistesgestörten Individuen.

Meine Kleidung samt Wasserflasche und Müslipapier stecken sie mit spitzen Fingern in einen Müllsack. Ich wehre mich, rede dagegen, zeige die Wichtigkeit meines hohen Auftrags an – es interessiert sie nicht. Sie hören mir nicht zu und halten sich den

Bauch vor Lachen. Sie sträuben sich, mich weiter frei herumlaufen zu lassen. Das überfordert meinen Verstand, schließlich bin nicht ich das Fußvolk, sondern sie. Meine Position ist denen nicht annähernd bewusst. Langsam werde ich stinkig, sogar etwas aggressiv – stört allerdings niemanden, davon lässt sich keiner beeindrucken. Sie haben mir die Narrenkappe aufgesetzt. Ich muss spontan umdisponieren, wie, ist mir dummerweise nicht klar. Es fallen die Worte Weltuntergang, höherer Auftrag, Rettung der Menschheit, bloß leider folgt keine Resonanz. Beinahe theatralisch versuche ich meine Bedeutsamkeit herauszustellen, es nützt nichts, sie erkennen das Gesichtsfeld der Dinge nicht.

Die Ernüchterung

Aus dem Gelächter wird Ernst, purer Ernst. Der Spaß ist vorbei. Unsanft katapultieren sie mich nach oben, wie einen Verbrecher. Sie verkennen meinen Wert, ich bin definitiv das Vorzeigeobjekt. Meine Chance ist der Kapitän, sie können mich nicht einsperren, bevor sie mich mit ihm bekannt gemacht haben. Ich muss ihn auf meine Seite ziehen, ihn einweihen. Er sieht das anders, zeigt nicht ansatzweise Verständnis, verzieht keine Miene, lacht nicht, keine Reaktion, nichts. Mein Dasein ärgert ihn, er erinnert mich an meinen Vater, ich bekomme Angst.

Ganz plötzlich ist sie wieder da, diese panische Angst. Ich habe es immer gewusst, ich kann niemandem vertrauen, absolut keinem. Der Kapitän war meine große Hoffnung, erledigt. Er versucht nicht einmal mit mir zu reden. Er ist total verstockt, verbirgt sich hinter einem Vorhang aus Schweigen. Ich probiere mir eine Zigarette zu schnorren. Solange ich lebe, schnorre ich, hat mein Vater mir damals vorgeworfen. Ich bin ein Schnorrer, bekomme aber trotzdem keine Zigarette. Mir blüht Einzelhaft, ohne weitere Diskussion. Ich kann dem Geschehen nicht folgen, geschweige denn die Welt verstehen, in die ich hier geraten bin. Gnadenlos unverschämt, doch mir glaubt niemand. Meine Enttäuschung lässt sich nicht verbergen. Und wieder frage ich mich, auf welcher Wellenlänge die anderen eigentlich sind. Womöglich haben sie etwas zu verstecken, Giftmüll oder Ähnliches. Dann sind sie gezwungen, entsprechend zu reagieren. Sie tun mir leid. Mein Auftrag ist in Gefahr, alles gerät ins Wanken. Sollte ich tatsächlich auf einen Giftmülltransport gestoßen sein, habe ich jetzt ein neues, zusätzliches Problem. Obwohl ich das als Ehre betrachten kann, kaum einer hat so viel gleichzeitig zu bewältigen.

Sie schließen mich neben den Maschinenraum. Die Wirklichkeit soll ich dort wiederfinden. Es ist furchtbar laut und einsam. Zwar bekomme ich zu essen und zu trinken, aber die Unsicherheit über die Lagerung der Giftmüllfässer lässt mir keine Ruhe. Anscheinend gelange ich nach Afrika, bin bis dahin jedoch dermaßen verstrahlt, dass nur noch mein Skelett ankommt. Die Enge macht mich wahnsinnig, die hygienischen Verhältnisse nicht weniger. Ich kann nicht schlafen – kein Wunder, ohne Alkohol. Mir bleibt nichts anderes übrig, als die ganze Zeit auf und ab zu gehen. Tageslicht gibt es hier unten nicht. Ich beobachte mich genau, jede kleine Läsion, alles, was auf Strahlen hindeutet und mich langsam vernichtet.

Vermutlich sind blinde Passagiere auf diesem Schiff keine Seltenheit, und um sich von ihnen zu befreien, sperrt man sie in diesen Raum, bis sie zur Unkenntlichkeit zerfressen sind. Das ist überhaupt kein übliches Containerschiff, sondern spezialisiert auf die Verklappung von Giftmüll, in der heftigsten Form. Die Besatzung ist gegen diese atomare Kraft immun geworden. Und jeder, der dem Unternehmen auf die Spur kommt oder versucht es zu verhindern, muss die tödlichen Konsequenzen ziehen. Lebend kommt keiner raus. Ein Skelett zu entsorgen ist draußen auf hoher See kein Thema. Schade, dass es an diesem Ort kein Wahrheitsserum gibt, um die Sauerei aufzudecken. Wenn ich mein Essen genauer betrachte, kommen mir Zweifel, ob die Vernichtung nicht schon da beginnt. Sie reichen mir den Teller an die Tür und sprechen nicht dabei. Aus mir strömen die Sätze endlos hervor. Kein Wort, seit Tagen kein einziges Wort. Stunden erscheinen wie Tage. Das Verhör durch den Kapitän und seitdem nichts, kein Lachen, kein Witz, nichts. Verlogenes Pack. Was für eigenartige Objekte in Menschengestalt und dennoch lebenstüchtige Personen, im Gegensatz zu mir.

Krise

In der letzten Nacht habe ich darum gebetet, sterben zu dürfen. Ich tauge für nichts und niemanden, es ist sinnlos zu leben. Mein geheimes Wissen nehme ich mit ins Grab. Ich wollte, ich könnte sterben – einfach so, ohne mir das „Danach" vorzustellen. Ich mag nicht unter diesen wunderlichen Wesen sein, sie verstehen mich nicht. Mein Wissen ist für sie ein nicht im Geringsten aufschlussreiches Geplauder, ein pausenloser Wortschwall. Mein Vater hat mich oft deswegen verprügelt, bis ich irgendwann nichts mehr gesagt habe. Die folgliche Wortkargheit war wieder ein neuer Grund für Schläge, ein nicht endender Kreislauf, in dem ich bis heute gefangen bin.

Normalerweise bräuchte ich Augenklappen, um mich von den Strahlungen anderer Augen abzuschirmen. Das Auge ist ein schwarzes Nichts. Ich bin irritiert. Diese Stille macht mich krank, bringt mich um. Vielleicht ist es die Stille, die das Böse aufleben lässt und mich vernichtet. Manchmal schlägt das Monster meinen Kopf gegen die Wand – bis Blut kommt. Erst dann kommt es zur Ruhe. Diese Ungewissheit in mir ist erdrückend.

Ich ahne nicht, was als Nächstes geschieht oder was das Böse gleich mit mir anstellt.

Der Name Sonja fällt mir ein, aber einen tatsächlichen Zusammenhang finde ich nicht. Sonja, bloß ein Wort, das mir nichts sagt. Ob das Böse es verschlungen hat, kann ich nicht abschätzen, ich wage auch nicht daran zu denken. Die Chance zu entfliehen ist gleich null. Um nicht einzuschlafen, nehme ich den Kaffee, nichts sonst. Das Essen verweigere ich. Ich muss meinen Tod ja nicht provozieren. Es genügt, dass ich bereits meine Selbstachtung verloren habe.

Nach und nach verschwindet die Leere in meinem Kopf, doch leider weicht das Böse nicht zugunsten klarer Gedanken. Trotzdem warte ich auf ein nettes Monster – wahrscheinlich vergebens. Ich bin mir sicher, dass abgerechnet wird, wenn wir an Land sind. Sie sagen, sie werden mich auf dem schnellsten Weg zurückschicken, natürlich auf meine Kosten. Inwieweit man mich gerichtlich bestraft, zeigt sich später.

Das Ich muss nach der Wahrheit suchen. Die Atmosphäre ist vergiftet, sie rotten mich aus. Und das jemandem in meiner Position – totaler Blödsinn. So weit darf es nicht kommen, ich werde für meine Rechte kämpfen. Es gibt Ärger, falls ich bleibe, aber ich habe mich selbst in diese Lage manövriert. Ich hoffe auf eine zeitlose Welt, in der es weder Vergangenheit, noch Zukunft gibt.

In meinem Kopf ist eine Maschine, die mich an- und ausschalten kann, die Funktion hat man mir bisher vorenthalten. Gleichwohl, ich habe schon vieles erfunden, was andere später perfektioniert haben. Diese Maschine könnte die Lösung sein. Bleibt zu spekulieren, ob sie den Geist der Menschen kontrollieren kann oder ausschließlich mein Ich beeinflusst. Vermutlich beherrscht mich gerade die Angst vor Elektroschocks. Ich muss weg, ehe das Unheil naht und mein kreatives Chaos stört. Anscheinend ist die Welt nicht reif für große Veränderungen.

Mich tröstet, dass es im Frieden keine Fragen gibt. Doch jenes Territorium gilt es erst demnächst zu betreten. Sie haben mich manipuliert, Gehirnwäsche mit atomarer Kraft. Ich kann mir denken, was sie vorhaben. Und wenn ich hier nicht endlich verschwinde, wird ihnen gelingen, dass es keine Person mehr in mir gibt, weg, verloren. Nicht zu wissen, wer man ist, nicht zu wissen, wo man ist, genau das wollen sie erreichen. Ich muss gehen, bevor dies passiert. Für die Frage, ob das alles zu meiner Aufgabe gehört oder ob ich schlicht den Dampfer verwechselt habe, ist es inzwischen zu spät. Ich bin zum Spielball dunkler Mächte geworden. Mein Kopf ist dem Zerspringen nahe.

Das Auge

Die Maschine in mir sieht mit einem Auge, jenes ist die Verbindung zur Außenwelt. Ich habe es ganz plötzlich entdeckt, während des Toilettengangs zwinkerte es mir zu. Jetzt ist da Licht in dem schwarzen Auge – hoffentlich nicht direkt von mir geformt oder nur der dunkle Finger des Selbst. Nein, da ist tatsächlich ein Auge in mir, mit dem Licht der Weisheit. Es zeigt mir den Weg hinaus und noch viel weiter. Die Maschine mit dem sehenden Auge ist momentan neu, aber ich werde mich daran gewöhnen, wie ich mich auch an die Drähte für die Kontaktaufnahme damals gewöhnt habe. Oder an die Würmer, die später von den Stimmen ersetzt worden sind. Im Rückblick habe ich eine Menge hinter mir gelassen. Um mich richtig einschätzen zu können, beobachtet das Auge jede meiner Reaktionen. Es passt auf mich auf, was meine Eltern versäumt haben.

Ob es das Böse gleichermaßen im Blick hat, muss ich dringend in Erfahrung bringen, aber ich gehe davon aus. Das Auge muss es gut mit mir meinen. Ich bin bester Dinge. Das Auge ist bei mir, somit brauche ich die Besatzung nicht allein zu überlisten. Es ist in der Lage, die atomaren Strahlen zu bündeln und von mir fernzuhalten. Ich wusste, dass ich es schaffe. Wenn ich das Auge überzeugen könnte, die konzentrierte Strahlenkraft auf das Monster in mir abzuschießen, wäre ich äußerst dankbar, vielleicht ein Stück glücklich. Sicherheitshalber verlasse ich mich nicht darauf, schließlich müssen ein paar Hürden übrig bleiben, die ich in Eigenregie zu überwinden habe. Doch es ist machbar, wie das Erreichen des Netzwerks in der Wüste.

Fluchtpläne

Mein gegenwärtiges Problem ist der Hafen, der Ankerplatz. Dort muss ich der Besatzung irgendwie entwischen. Bis dahin ordne ich mich unter, habe ich ja früh genug gelernt. Ein Napoleon war dazu in der Lage und sein Nachfahre ist das ebenfalls.

Ich komme ein wenig zur Ruhe, seit das Auge über mich wacht. Das Monster ist nach wie vor da, deutlich spürbar, aber es bedroht mich nicht. Bloß manchmal nimmt es überhand und donnert meinen Kopf gegen die Wände, doch ich habe mich damit abgefunden. Das Auge achtet auf mich. Es sorgt dafür, dass die Maschine mich abschaltet, während das Böse zu handeln beginnt. Ich schätze, ich schulde dem Auge einiges.

Abwarten liegt mir überhaupt nicht, wobei, im Augenblick habe ich keine andere Wahl. Wenn das Schiff in den Hafen einläuft, muss ich eine Lücke finden und verschwinden. Ich esse wieder, um das im Vollbesitz meiner körperlichen Kräfte zu tun. Die geistigen Kräfte sind sowieso vorhanden. Ohne großartig Erwähnenswertes vergehen die nächsten Tage. Ich beuge mich den Tatsachen, kein Widerstand. In Gedanken bereite ich meine Flucht vor, ohne mich dabei selbst zu täuschen. Es gilt, die anderen zu hintergehen, um mein Ziel zu erreichen.

Seit das Auge über mich wacht, sind die Stimmen verschwunden, an das Monster habe ich mich schon fast gewöhnt. Knallt mein Kopf einmal nicht gegen die Wand, vermisse ich etwas. Das Ende der Überfahrt ist in greifbare Nähe gerückt. Ich fühle mich gut, bin ruhig und gelassen. Gespräche oder Kontakt zur Besatzung suche ich nicht, meine Konzentration gehört mir, allein mir. Die Ereignisse überschlagen sich, ich kann nicht mithalten. Wir laufen ein und ruckzuck sind meine Hände hinter meinem Rücken zusammengebunden, ohne Vorwarnung. Sie sagen, ich wäre eine Gefahr für jedermann und gehörte für immer eingesperrt. Alles Weitere hätte die Botschaft zu entscheiden. Zum Glück übergeben sie mich nicht der hiesigen Polizei oder Miliz, das wäre das wahre Ende. Die Zustände in den Gefängnissen sind verheerend, eine Flucht unmöglich. Dort geht es um das nackte Überleben.

Verloren

Bisher sind alle meine Pläne gescheitert, ich suche den Sinn dahinter. Wieder diese Hoffnungslosigkeit, ich weiß nicht, was ich tun soll – am günstigsten wäre, unwiderruflich zu sterben. Nicht geschafft den Erwartungen zu entsprechen, bin ich am Boden. Noch nie etwas getaugt, bis heute nicht. Ich habe es nicht verdient zu leben. Mich interessiert nicht, was danach kommt, schlimmer als das Leben hier, kann es nicht sein. Jahrelang versagt und nichts erreicht, werde ich dem ein Ende setzen.

Diese zweckdienliche Karosse, die kaum als Auto zu bezeichnen ist und sich in voller Fahrt befindet, ist eine Chance meinem Drang nachzugeben. Ohne die geringste Überlebensgarantie versuche ich mich von der Ladefläche zu stürzen. Es bleibt beim Versuch. Die Strafe folgt prompt. Zwar verstehe ich kein Wort von dem Gebrüll, aber die Schläge und Tritte zeigen die Verachtung des einheimischen Volkes mir gegenüber. Sie haben den Auftrag, mich in der Botschaft abzuliefern, und das werden sie tun, egal um welchen Preis.

Der Abschied vom Schiff war kurz und schmerzlos. Sie haben den unnötigen Ballast entsorgt, indem sie mich sofort nach Anlegen diesen Menschen übergeben haben. Ohne vollkommen verstrahlt oder bis auf die Knochen zerfressen zu sein, bin ich bis Afrika gereist und doch war alles umsonst. Ich verstehe diese Welt nicht, ich suche die Bedeutung und finde nichts. In mir herrscht Leere, nur Leere. Mir ist jegliche Erinnerung verloren gegangen.

In der Botschaft

Wie ein Verbrecher der übelsten Sorte werde ich vernommen und verhört. Mir fehlen die Worte, ich stehe herum und sage nichts. Das Innere meines Kopfes droht zu zerplatzen, meine Bewegungen sind abgehackt, ich kann nicht denken und keiner hilft mir. Das Auge, ich suche nach dem Auge in mir. Es ist da, es lächelt mich an. Ganz langsam gerät meine Maschine wieder auf Touren, das Auge hat sie angeschaltet. In Sekundenschnelle ist alles zurück, mein geheimes Wissen, die Wichtigkeit meiner Person und nicht zuletzt meine Überzeugungskraft. Ich rede wie ein Wasserfall, überschlage mich fast dabei. Die müssen mir helfen den besagten Platz in der Wüste zu finden, ich bitte darum. Jetzt spielt nichts mehr eine Rolle. Ich bete, flehe geradezu.

In ihren Gesichtern sehe ich pures Unverständnis. Sie fühlen sich von mir auf den Arm genommen. Das war nicht meine Absicht. Ich beginne von vorne, genauer, langsamer und ein bisschen vorsichtiger. Sie lachen nicht, sie schauen mich an. Dieser

Ausdruck von Fassungslosigkeit kommt mir bekannt vor, sehr bekannt. Ich probiere es von Neuem, die Ausführungen werden stetig besser, bloß nachvollziehen kann mich anscheinend niemand. Wenigstens fällt mir keiner ins Wort oder versucht mich eines Besseren zu belehren. Schätze, sie können mir nicht weiterhelfen, geschweige denn überhaupt etwas mit mir anfangen. Ich kann nicht einmal sagen, ob sie mir positiv gesonnen sind, aber das Risiko muss ich eingehen, zwangsläufig. Im Endeffekt werde ich meinen Weg alleine gehen müssen. Hier kann ich keinerlei Unterstützung erwarten, wahrscheinlich noch froh darüber sein, wenn sie mir nicht alles durchkreuzen. Um die Dinge zu bewegen und zum Laufen zu bringen, bin ich an diesem Ort völlig falsch. Ich sollte einfach aufstehen und gehen. Doch das ist Wunschdenken, ein Trugschluss, sie lassen mich nicht gehen. Schon bei der kleinsten Bewegung bemerke ich starke, fremde Kräfte auf meinen Schultern, die mich zurückhalten. No Chance.

Die Telefone laufen heiß – sie wissen nicht, was sie mit mir anstellen sollen oder wohin mit mir. Mich begeistert ihre Unterlegenheit und Hilflosigkeit. Wie arm dran sie sind, können nichts allein entscheiden. Hätten sie auf mich gehört und sich mir angeschlossen, würden sie zumindest etwas Nachvollziehbares leisten. Armselige Objekte. Meine Vorteile wären dabei natürlich nicht zu verachten, aber man kann wohl nicht alles haben.

Ich muss zurück. Mir ist nicht gelungen, sie zu beeindrucken. Das übliche Ritual, ich rede und rede, wehre mich mit Händen und Füßen, versuche auf meine Weise zu überzeugen. Vergebens, es nützt nichts. Sie schicken mich zurück. Ich kann nicht nach Hause, ich will nicht zurück. Jedenfalls nicht, bevor ich meinen Auftrag erledigt habe. Es folgt eine Zeit der Stille, des Nachdenkens, der Wortlosigkeit. Das gefällt mir, lässt mich innerlich ein bisschen herunterfahren.

Die dann gesagten Sätze sind gut überlegt. Jedes Wort, jeder Satz genau durchdacht. Ein Appell an meine Zweifel, mein Misstrauen. Man tröstet mich, ich muss nicht nach Hause, sie haben einen besseren Aufenthaltsort ausfindig gemacht. Einen Ort, an dem ich mich in aller Ruhe mit meinem höheren Auftrag befassen und mein geheimes Wissen vervollständigen kann. Dort sind viele Menschen, die besondere Fähigkeiten haben und große Aufgaben erledigen müssen. Ich werde zusehends ruhiger, meine Abwehrhaltung legt sich. Trotzdem sind da einige Zweifel, ob diese Menschen es wirklich gut mit mir meinen. Argumente und Verhalten zeigen sich paradox, wie eine kaukasische Flügelnuss.

Doch ich setze nichts dagegen, entscheide mich stattdessen für das positive Gefühl in mir. Bisher hört sich alles ziemlich interessant an. Sie machen mich neugierig. Vielleicht hat man tatsächlich eine Elitegruppe für höhere Aufgaben gegründet und ich musste anscheinend geplant hierher kommen, um das herauszufinden. Erst in diesem Kontinent, fern ab der Heimat hat man erkannt welch unschätzbarer Wert in mir steckt. Schlussendlich war also nichts umsonst.

Ich bin dankbar und freue mich auf die bevorstehenden Ereignisse. Das Auge zwinkert mir lächelnd zu, ich antworte auf meine Weise.

Der Weg zurück

B evor ich den Rückweg antrete, werde ich einem Arzt vorgestellt. Er entscheidet über meinen Verbleib, meine Zukunft. Man sagt mir, dass dieser Mann genauestens informiert ist über Menschen wie mich und deren herausragende Fähigkeiten. Er macht tatsächlich einen sehr kompetenten Eindruck, es gibt eigentlich keinen Grund, misstrauisch zu sein. Seine Fragen sind klasse, ich kann mir sämtliche Antworten sparen, er spürt, wie ich denke. Der erste Mensch, der mich deswegen nicht verurteilt, abwertet oder Gewalt anwendet. Ich bin begeistert, sage aber nichts, mir ist nicht danach. Ein neues, fast unbekanntes Gefühl des Angenommenwerdens, des Dazugehörens durchströmt mich. Mir ist nichts unangenehm oder peinlich.

Der Arzt hat eine Position inne, die es ihm ermöglicht, mich mit anderen Auserwählten in Kontakt zu bringen, was er wiederholt deutlich macht. Es scheint eine Institution zu geben, die von Menschen wie mir lebt. Mit besonderen Trainings- und Fördermaßnahmen können dort die überdimensionalen Fähigkeiten der auserwählten Personen ganz individuell trainiert werden. Und ich kann dabei sein, wenn ich will. Welch interessantes Projekt preist er mir da an. Eine der Aufnahmebedingungen ist ein Medikament, das mir vorab gespritzt und später regelmäßig verabreicht wird.

Das Auge in mir kneift sich zu einem schmalen Spalt zusammen, ich werte dies als klares Zeichen von Abwehr. Bisher hat mich das Auge nicht im Stich gelassen, es hat mich im richtigen Moment gewarnt und falls nötig beschützt. Vorsichtig erwähne ich das Monster in mir. Der Arzt ist weder überrascht noch entsetzt. Er ist durchaus ehrlich und hat beinahe so etwas vermutet. Das Auge blinzelt mir böse zu, damit erklärt es sich definitiv nicht einverstanden. Einzelheiten von mir preiszugeben und derart gravierende, scheint kein guter Schachzug gewesen zu sein. Ich bin wütend auf mich selbst, schließlich befinde ich mich sonst auch nicht in Plauderstimmung. Im Gegenteil, der Meister im Bewahren von Geheimnissen. Doch das ist alles Voraussetzung, um weiterzukommen. Und dieser Mensch ist der erste, der mir hilft. Ich habe Angst. Keine Angst, von diesem Mann durchschaut oder erkannt zu werden, sondern simpel und profan Zukunftsangst. Vor ihm muss ich mich nicht verstecken, brauche ich nicht und will ich nicht.

Das Auge ist nicht meiner Meinung. Ich sollte aufpassen, dass es nicht demnächst die Maschine abstellt und ich nicht mehr weiß, was vor sich geht. Das Böse darf bei einer der wichtigsten Entscheidungen nicht die Macht ergreifen. Es wäre furchtbar, mein Leben auf diese Art zerstört zu wissen. Bislang habe ich im Sinne des Auges gehandelt, ich war mir der positiven Einstellung bewusst, aber jetzt melden sich Zweifel an.

In der Vergangenheit hatte mich das Auge fest im Griff, ohne dass ich Angst davor haben musste. Nun sieht das aufgrund der neuen Lage anders aus. Trotzdem mag ich auf das Auge nicht verzichten. Es ist für mich da, obwohl ich momentan eher nicht dieser Überzeugung bin. Das Auge hat mich in der Hand, dennoch glaube ich zu wissen, dass es auf mich Acht gibt. Bloß leider kann ich nicht abschätzen, wann es die Maschine betätigt und wann nicht, oder an welche Bedingungen der Vorgang geknüpft ist. Komischerweise vertraue ich dem Auge und ich kann nicht einmal sagen, warum. Wahrscheinlich, weil es nichts anderes gibt, auf das ich mich verlassen könnte, entsprechend als meine einzige Zufluchtmöglichkeit, Bezugsperson wäre zu viel gesagt.

Mir bleibt zu hoffen, dass es dem Bösen nicht ähnlich ergeht und jenes sich ebenfalls am Auge orientiert. Oder, dass das Auge womöglich als Mittler zwischen uns fungieren soll und den Hintergrund hat, beide Anteile miteinander zu verflechten, um letztlich das Böse siegen zu lassen, da ich der Unterlegene bin. Dieser Gedanke kam mir schon oft. In meinem Kopf herrscht ein wirres Durcheinander, ich lasse mir nichts anmerken. Das geht niemanden etwas an. Mir würde es wesentlich besser gehen, wenn das Auge die Strahlenbündel vom Schiff auf das Böse gefeuert hätte und ich meinen Körper wieder für mich allein haben könnte. Dann würde ich nämlich überhaupt nicht hier sitzen, es gäbe nicht dauernd irgendwelche Widerstände und ich hätte meinen Weg längst gefunden. Ich bin sauer auf das Auge, aber es scheint die Regierung zu sein, meine Regierung zumindest oder doch die Höhle des Löwen. Mich bedroht etwas, das man nicht anfassen oder mit Worten erklären kann.

Spontan kommen mir Zweifel, ob es nicht von Anfang an das Beste gewesen wäre, ein zweites höheres Wesen in mein Vorhaben einzubeziehen – die Schwierigkeit allerdings bestand und besteht darin, die passende Persönlichkeit zu finden. Das alleinige Prophetentum ist mir langsam über den Kopf gewachsen. Und für jemanden, der mich als Anführer in Krisensituationen vertritt, wäre ich äußerst dankbar. Schließlich kann ich nicht an mehreren Orten gleichzeitig sein.

Ich darf lediglich auf mein Gefühl vertrauen und das ist bekanntermaßen von außen steuerbar. Daher ist die wohl tatsächlich günstigste Variante in das besagte Institut zu gehen und entgegen meiner ursprünglichen Einstellung zu handeln – normalerweise würde ich das strikt ablehnen. Doch die Umstände sind nicht normal. Es gibt garantiert einen Grund, weshalb mir dieser weltoffene, hochintellektuelle Mensch ausgerechnet am Ende des Horizontes gegenübersitzt und detaillierteste Verstrickungen meines Inneren kennt. Intelligenz, die stärkste und hervorstechendste, mich faszinierendste Eigenschaft dieses Menschen, zudem redlich im Zitieren.

Durch den Einblick in meine Gedanken werde ich ihm zwangsläufig einen großen Teil meines Ichs verraten haben. Aber er scheint darüber hinaus einiges zu wissen und unter Umständen Dinge, die mir vollkommen unbekannt sind. Oder er spielt eine Gastprofessorenrolle und hat ein wahnhaftes Geltungsbedürfnis. Ich bin hin und her gerissen. Er könnte eine Täuschung sein oder das verwandelte Böse in Person. Falls Letzteres, dann mit seinen Untertanen, welche beiläufig Kraft auf meine Schultern ausüben und später erwartet mich das Kettensägenmassaker schlechthin. Bei dem Gedanken blickt mich das Auge wieder freundlich an. Danach zu urteilen könnte fatal sein oder mich retten.

Logisch überlegt, kann man eine entsprechend große Aufgabe wie die meinige kaum allein bewältigen, andererseits wäre es eine Herausforderung, das zu schaffen. Ich warte auf eine Eingebung, aber vielleicht ist der vor mir sitzende Mann schon die Eingebung als solche und das Auge ist deswegen neidisch oder eifersüchtig. Mit seinem Blinzeln versucht es mich zu erpressen, genau, das ist es. Ich bin froh über diesen Geistesblitz. Mein Lachen klingt schrill und hysterisch, ein bisschen drollig sogar. Nun kann ich getrost in dieses Institut, das Auge wird sich bei Gelegenheit beruhigen.

Der Arzt spritzt mir das Medikament – er sagt, es bezweckt, dass von meinem überdimensionalen Wissen nichts verloren geht. Ich werde müde, mein Inneres wehrt sich, das Böse lehnt sich auf und das Auge wirft mir einen hasserfüllten Blick zu. Mein hysterisches Lachen ist verflogen. Der Schlummerzustand lässt mich willenlos werden. Völlig verlangsamt, fast apathisch, tue ich alles, was man von mir verlangt. Meine Sprache ist zu verwaschen, um ein winziges Wort klar verständlich herauszubringen. Ich höre mich an wie ein erstickender Obdachloser. Das Auge in mir schließt sich, bis es bald überhaupt nicht mehr sichtbar ist. Ich halte keine Ausschau, mir ist egal, wo es abgeblieben ist, mir ist alles egal. Irgendwie stehe ich komplett neben mir, das Böse hat gewonnen. Ich fühle mich fremd in meinem

Körper, als Gefangener meines Selbst. Aber das interessiert mich nicht, ich möchte schlafen.

In der Klinik

Als ich aufwache, liege ich in einem hellgrün bezogenen Bett, in einem ähnlich grün gestrichenen Raum mit einer Tür und gesicherten Fenstern. Die Suche nach Blödsinn oder Ernsthaftigkeit beginnt. Mir schwant nichts Gutes, ich ahne Schlimmes. Fragen über Fragen, eine davon kann ich schnell beantworten. Die angepriesene Institution ist eine Klinik, keine gewöhnliche Klinik, sondern die Psychiatrie, eine Nervenheilanstalt. Das ist die Tragik des Geschehens. Wie viel Zeit seither vergangen ist, weiß ich nicht. Dafür bin ich sicher, dass das kein kurzfristiger Aufenthalt wird und mir demnächst Schwieriges bevorsteht. Mein Recht auf Meinungsfreiheit habe ich soeben verloren, und der Rest ist Schweigen.

Mein Kopf ist wirr und durcheinander. Ich kann mich an nichts erinnern – Filmriss. Sozusagen prustend von der Bühne getragen. Das zuletzt Abrufbare ist, dass ich, wie häufig, auf der Parkbank vor Sonjas Wohnung gesessen habe, in der Hoffnung sie zu sehen. Sonja, die einzig wahre Überlebende. Mir geht es, als ob ich einen Marathonlauf hinter mir hätte, oder wie tagelang ohne Pause verprügelt.

Erinnerungen

Dubiose Bilder überkommen mich, von Blumentöpfen und Ziergärten. Meine Mutter fällt mir ein, ich vermisse sie, sie fehlt mir. Ich wünschte, sie wäre da und könnte meine Hand halten oder wenigstens an meinem Bett sitzen. Aber es soll nicht sein.

Ein Leben lang der Wunsch der Vater des Gedankens. Die Realität siegt, der Glaube ist misslungen. Sie kommt nicht nur zu spät, sie kommt gar nicht. Stattdessen weiterhin Bestandteil der Illusion.

Ich kenne die Mutter nicht, weiß weder, wo sie heute ist, noch wie es ihr geht oder ob sie lebt. Eine fast unerträgliche Sehnsucht erfüllt mich – ich vermag das nicht einzuordnen. In mir sind viele ungeweinte Tränen, vermischt mit fremdartigen Gefühlen, die mir bisher nicht begegnet sind oder die ich erfolgreich verdrängt habe. Wie ein sich entladender Druck der inneren Mechanismen meines Gehirns. Es muss an den Medikamenten liegen, vollgestopft bis zum Stehkragen, grausam. Mit der Menge hätte man einen Wal anästhesieren können. Folter kann nicht schlimmer sein.

Mir fehlt nicht bloß Sonja, sondern auch meine Mutter. Ich will nach Hause – diese Einsamkeit ertrage ich nicht. Eine innere Kraft wäre wünschenswert, die mich hier heraus holt, aber es kommt keine Fee und rettet mich. Das ist nicht uneigennützig – ich muss zu meiner Mutter, wir brauchen uns gegenseitig.

Die Realität kehrt langsam zurück

Innerlich erfriere ich, trotz der hässlichen grünen Decke. Aufstehen funktioniert nicht, sie haben mich lahmgelegt. Meine Augen füllen sich mit Tränen – Tränen der Sehnsucht, nebenbei ein lautloses Wimmern. Ich möchte nicht an diesem Ort sein, nicht allein sein. Es geht mir nicht gut, mein Körper fühlt sich schwer an, schwer, wie das Gemüt, ich leide. In meiner Seele fliegen die Fetzen, das Gehirn löscht Daten, und ich bin total eingenebelt. Anscheinend entfaltet sich das ganze Kontingent von mir, nichts kommt zurück. Ich bin selbst schuld daran. Wäre ich nicht derart lahmgelegt, würde ich mich jetzt ohrfeigen. Wie ich es früher oft getan habe, wenn ich die Schuld und den anderen Müll aus mir heraushauen wollte. Dazu die Selbsttäuschung, ich Blöder, habe es wieder nicht geschafft. Das ganze Leben lang die Suche nach etwas, das an allem schuld ist. Sobald ich daran denke, wächst mir die mittlere Hasskappe.

Die Wirkung der Medikamente lässt nach – es gelingt mir, ein wenig klarer zu denken. Der Zug fährt wieder, obwohl er steht. Mein Körper gehorcht mir nicht, wahrscheinlich weil die Hände fixiert sind. Auch das habe ich mir selbst beigebracht. Dunkel erinnere ich mich. Die Maske war da und hat mit mir geredet, der Teufel hat mich noch gewarnt. Der Unterschied zwischen Gott und Teufel ist mir verloren gegangen, inzwischen herrscht eine normotone [2] Automation.

Gedankenversunken erblicke ich ein menschliches Wesen neben dem Bett. Ein Arzt, der mir mindestens hundert Fragen parallel zueinander stellt. Dabei will er eigentlich nur wissen, wer ich bin und ob ich mich an irgendetwas erinnern kann. Meine Kortikalis springt im Dreieck. Ich glaube nicht, dass er mich versteht. Andere sind hilflos, ich bin hilflos. Ich leide unter mir, meine Umgebung leidet unter mir. Pustekuchen, ich bin gesund, er soll mich losmachen und in Ruhe lassen. Meine Antwort ist kläglich, die Worte kaum verständlich. Er tröstet mich, es sind die Medikamente. Wut steigt auf, eine mörderische Zerstörungswut. Ich versuche mich loszureißen – beinahe eine maschinelle Reaktion. Er hat Glück, ich schaffe es nicht. Terrorismus ist keine gute Sache, das habe ich nicht gewollt. Zur Strafe spritzt er mir ein Mittel, gleichzeitig entschuldigt er sich dafür.

Hier laufen die Uhren anders, ich verstehe die Welt nicht mehr. Diesmal schlafe ich nicht ein, beruhige mich jedoch. Der Arzt ist der Unterhaltung nicht leid, er gibt nicht auf. Er erklärt

---

[2] schizophrenietypische Wortneuschöpfung

mir den Sinn dieser Akutstation und den weiteren Verlauf. Ich mag kein erhöhtes Sicherheitsbudget und ich mag nicht reden. Während er mir das Wort Schizophrenie näherbringt, fragt er mich über bekannte Fälle in meiner Familie aus. Mir war nicht bewusst, dass diese Art von Erkrankung einen Namen trägt. Ich will nicht antworten. Er sagt, Schizophrenie sei durch Medikamente gut behandelbar und sie seien notwendige Bedingung für die Behandlung. Medikamente sind keine Lösung, einfach wegbleiben wäre die Lösung. Aber das sind Wunschträume, und die kann man sich abschminken. In dieser Galaxie sind Hormonschübe und Triebstörungen die alltägliche Terminologie. Hier befinden sich also die Meister des organisierten Irrsinns. Und trotzdem fühle ich mich nicht als einer der schrillsten jener Kandidaten. Sinn oder Unsinn der Veranstaltung möchte ich nicht hinterfragen. Mit meiner Lebensphilosophie steht das alles nicht in Verbindung. Zu meiner Welt hat keiner Zugang, niemand, weder dieser Arzt noch irgendein Arzt. Er gibt nach, es werden weitere Tage kommen. Neue Tage, neue Medikamente.

Die Nacht ist ruhig. Gelegentlich sieht jemand nach mir, um mich mit diversen Tropfen und Tabletten bei Laune zu halten. Widerstandslos schlucke ich alles. Der Morgen ist unerträglich. Kopfschmerzen und Übelkeit quälen mich, dazu ein über den gesamten Körper verteilter Juckreiz. Mein Kopf ist groß wie ein Rathaus und passt kaum ins Bett. Außerdem plagen mich ganz eigenartige Sehstörungen und Bewegungsprobleme. Auch wenn die Klettverschlüsse geöffnet wären, könnte ich nicht aufstehen, mir geht es zu schlecht. Man belehrt mich eines Besseren, ich muss aufstehen. Zeit für Körperhygiene und Frühstück vom Zimmerservice, später Therapiebesprechung – Anmerkungen wären zwecklos. Mitgefühl und Menschlichkeit sind in diesen Räumen nicht gespeichert, sogar der Mond muss im Vorzimmer warten.

Die geschlossene Aufnahmestation beherbergt nur Männer, da ist es nicht tragisch, dass ich nicht perfekt aussehe. Es ist kein Platz für verlogene Eitelkeiten. Vermutlich versucht jeder seine Komplexe zu kompensieren, egal an welchem Ort. Man wird wohl eher apathisch vor sich hin existieren. Zumindest komme ich nicht in Versuchung, Sonja zu hintergehen. Aber die interessiert das herzlich wenig. Ich kann nicht von ihr lassen, nicht einmal jetzt. Sobald ich in die offene Station wechsle, möchte ich sie sehen. Je früher ich mich auf das alles einlasse, desto besser funktioniert es. Für ein Ziel lohnt sich die Anstrengung. Vorerst müssen die passenden Medikamente inklusive Dosierung gefunden werden, daneben Psychotherapie und andere Ablenkungsmanöver wie Malen und Sport. Füge ich mich, komme ich schneller zu Sonja. Ein echtes Sicherheitsnetz, in das ich geraten bin. Der Nachtschwester habe ich Sonjas Adresse gegeben, eventuell besinnt sie sich meiner, schließlich habe nicht ich sie gehen lassen.

Obwohl ich andauernd schlafe, hat mein Tagesablauf etwas Regelmäßiges. Wegen der Medikamente fühle ich mich nicht mehr wie in meinem eigenen Gefängnis. Ich bin stabil und in der Lage, in ein Doppelzimmer zu wechseln. Von nun an wird im Speisesaal gegessen, es gibt gemeinsame Therapiekonzepte und Einzelgespräche. Die meisten von uns sagen nicht viel, wir wollen alle nichts zeigen. Auf der Suche nach Ursprünglichem, nach Traditionellem besteht nicht wirklich das Bedürfnis, miteinander zu kommunizieren. Wir schweigen vor uns hin oder reden unzusammenhängendes, dummes Zeug. Interessiert doch sowieso keinen.

Wahllos aus dem Gleichgewicht gekippt und zurück bleibt die Seele als Haufen Unrat. Aber das scheint die Typologie der Menschen, die an diesem Ort wohnen. Die Medikamente müssen wir unter Aufsicht nehmen, die Wichtigkeit dessen wird uns wiederholt erläutert. Wir funktionieren wie aufgezogene

Puppen. Sie versuchen, unseren Charakter zu präparieren, unseren Charakter umzuerziehen. Nichts anderes als der Zoo der gescheiterten Existenzen. Und zeitweise wird mir bewusst, wo der Unterschied liegt.

Therapie

Die Psychogespräche finde ich lustig. Der Therapeut fragt nach imaginären Personen. Welch eigenartiges Komikzentrum, der weiß gar nicht, was das ist – aber immerhin. Ich sehe mehr als andere und bin trotzdem kein Sonnenschein. Die Rhetorik ist antipsychologisch, seine Eltern waren garantiert Lehrer. Er wirkt oberflächlich, nett und banal, fast spießig. Meist sitze ich bloß da und wir schweigen uns an. Keine Ahnung, was ich mit dem reden soll. Denke nicht, dass er tatsächlich Interesse an mir hat. Manchmal kommen schon Fragen, die mich nachdenklich stimmen, doch richtig reden möchte ich nicht.

Wahrscheinlich sind wir alle Pfarrer, unbeabsichtigt. Mit einem theologischen Sandmännchen kann ich nichts anfangen. Vielleicht brauche ich Zeit, ich kenne den Mann überhaupt nicht. Vielleicht ist es das passende Stichwort, das mir fehlt oder das ich erwarte – eben etwas, das mir bekannt vorkommt und dem ich vertrauen könnte. Sonja kenne ich und die erkundigt sich nicht nach mir. Ich bräuchte eine raffinierte Gehirnwäsche, um mich von ihr zu befreien.

Es gibt noch die andere Variante, dann bin ich voll auf mich konzentriert, spreche vor mich hin und kichere. Vermutlich stößt das beim Therapeuten auch nicht auf Verständnis. Ich gebe Antworten auf ungestellte Fragen. So richtig kontrollieren kann ich dies dummerweise nicht, will ich außerdem nicht.

Mittlerweile bin ich labil geworden, anscheinend ist das ein Kernteil des Verrücktseins. Abschalten wäre klasse, stattdessen muss er mein Unglück kommentieren. Sicher nimmt er alles auseinander, was ihm zwischen die Finger kommt. Er sperrt mich ein in mein Chaos und merkt es nicht. Bestimmt hat er sich seinen Humor operativ entfernen lassen oder mit einem Lexikon weggesprengt. Laufend Gespräche, die tägliche Portion Sinnlosigkeit. Der Beichtstuhl des Lebens. Es nervt mich. Er nervt mich. Ich bin doch nicht von der Kommode gefallen. Er sucht nach einer Tür, der Tür voller Erkenntnisse, aber sie geht nicht auf. Ich will es nicht.

Der Alltag

Indes überkommen mich Depris und keiner nimmt mich wahr. Sie wissen nicht, wo die Menschenwürde beginnt. Die Mahlzeiten sind dementsprechend. Unsere neue Mitte mit Hauptquartier. Was immer wir da essen mögen – sieht aus wie die entfernte Verwandte einer Gemüselasagne. Zumindest besser als Tütensuppen. Genau richtig für einen Vollidioten mit starkem Willen.

Der Tagesablauf normalisiert sich, alles geht seinen gewohnten Gang. Niemand versucht sich querzustellen, von kleinen Zwischenfällen abgesehen, was jedoch auf die Medikamente zurückzuführen ist. Alle sind lammfromm, ohne Meinung und ohne Entscheidungsfreiheit. Trotzdem beklagt sich keiner, man hat sich arrangiert, komisch und seltsam positiv miteinander arrangiert. Anscheinend das harmonische Weltbild von schreibenden Brüdern und singenden Schwestern, ausgenommen der Schwestern. Die Unterhaltungen sind nicht tiefgründig, eher oberflächlich, dennoch versteht man sich – ohne Worte. Wir kennen uns, obwohl wir nichts voneinander wissen. Es würde keinem einfallen nachzufragen, jeder kennt das Gefühl von tiefer

Sinnlosigkeit. Man muss nichts erklären, sich nicht erklären und vor allem nicht rechtfertigen.

Manchmal glaube ich, das Monster kehrt zurück. Aber es lässt sich durch die Medikamente einigermaßen beherrschen. Früher hätte ich mir das nicht gefallen lassen und mich dem Kampf gestellt, heute bin ich des Kampfes müde geworden.

Erste Erkenntnisse

Ab und zu kann ich mich sogar auf ein Gespräch mit meinem Therapeuten einlassen. Er verwendet keine abstrakten Begriffe, ist überraschend leicht zu verstehen. Zeitweise findet er die richtigen Worte oder trifft einen Punkt, der mich reden lässt. Es tut weh, schmerzt, doch ich lasse es zu. Ich mag meine Tränen nicht, kann sie aber nicht unterdrücken. Er fragt nach meiner Schulzeit, bohrt förmlich. Nicht einfach für mich, die passenden Worte zu finden – fast unmöglich, Gefühle zum Sprechen zu bringen. In mich gekauert sitze ich neben ihm und weine, schluchze wütend, wütend auf meine eigene Person. Es fällt mir schwer, mich zu ertragen, mit meinen Schwächen, meinen Unzulänglichkeiten.

Bereits in der Schule hatte ich das Gefühl, dass meine Mitschüler mir deswegen etwas antun, ein Ohr abschneiden, ein Auge herausquetschen oder Ähnliches. Das merkwürdige Kind, das niemand vermisst, weil es langweilig ist. Der nichts sagende Junge aus der nichts sagenden Familie. Doch die Schuld daran trage ich, kein Zweifel, ich Schwächling. Mein Leben lang hatte ich Angst vor meinen eigenen Schwächen, Angst vor mir selbst. Obgleich es in uns allen steckt, dieses Angstsystem, unbewusst vielleicht, aber bestimmt vorhanden. Der Kulturpöbel gibt das natürlich nicht zu. Moralisten, alles verharmlosend und mit Lügen versorgend. Kurzum, die

Oberflächlichkeit der Beziehungswelt und die dazu notwendigen Bausteine sind Menschen.

Ich könnte im Grunde dankbar sein, doch ich sitze hier und heule, blamiere mich vor ihm. Er sagt, es ist sein Job, sein täglich Brot. Mir muss nichts peinlich sein. Klar, er lebt von geistig defekten Individuen. Trotzdem kommt es mir vor, als wäre der Stuhl unter mir elektrisch und beim nächsten falschen Wort erhalte ich die Quittung. Eine Situation wie früher, als ich am Tisch mit meinem Vater sitzen musste und mich permanent von ihm bedroht fühlte. Eine falsche Bewegung und mir wäre hören und sehen vergangen, dafür hätte er gesorgt. Ich habe nicht gelernt, angemessen mit Menschen zu kommunizieren, stattdessen bin ich krank geworden, die einzige Chance, ihm zu entgehen. Das Weichei der Familie. Keine einzige Träne in seiner Gegenwart. Entsprechende Würde halbiert das Leid, außerdem schadet Verweichlichung dem Charakter. Die Tränen von damals zeigen sich jetzt und ich kann es nicht verhindern. In meiner Wut verunglimpfe ich die ganze Familie, auch meine Mutter, die mich nicht beschützt hat. Welch Lichtblicke, zu denen ich fähig bin. Anscheinend meine Art, Fortschritte zu machen, unaufhaltsam.

Manchmal traue ich mich nicht zu reden, mir fehlt der Rahmen. Die Zeit läuft rückwärts und vorwärts gleichzeitig, ich habe sie nicht unter Kontrolle. Er drängt mich weiter in meine Kinderzeit, immer weiter. Meine Kindheit, der finalste aller Sätze. Ich brauche Mut zur Wahrheit, um den Knoten in meiner Seele zu lösen – momentan herrscht dort Eiszeit. Meine Kindheit, das manifestierte Grauen, eine Skala der Gewalt. Wegrennen statt Liebe hieß das Motto. Brutalität als regelmäßige Begleiterscheinung. Bisher hing über allem ein gnädiger Schleier des Vergessens, doch er bringt mich verdammt nah an den erlebten Alltag. Die Phase der natürlichen Todesangst, nichts anderes bestimmte mein Leben einst. Mein Vater hat die angeblich schönste Zeit konfisziert, ich bin aufgewachsen worden, als Fremder in meiner eigenen Heimat. Für ihn war ich die Plage der Zeit. Ich durfte nicht sein und irgendwann wollte ich nicht mehr sein. Erbarmungslos mit Füßen getreten. Alles war wichtiger als ich. Gleichgültigkeit zerstört jeden. Wahrscheinlich ist es so, man wird erledigt. Das Böse hat sich in mir festgesetzt. Es war die systematische Erziehung zur Grausamkeit. Der Vater, die Grundkomponente der Angst, am liebsten hätte er mich weggejagt. Er hat mich gehasst, wie der Teufel das Weihwasser. Ich, das wandelnde Weihrauchfass. Niemand spricht bloß mit einer Stimme, aber er hatte das Sagen. Sein Herz war kalt. Ich will nicht glauben, dass er keine andere Wahl hatte, als mich zu quälen. Er musste es vielleicht tun, um seinen Schmerz zu ertragen, womöglich den seiner Kindheit, und meine Mutter war nur vorgeschoben. Wer weiß das schon. Gleichwohl, der Abschied von meiner Kindheit war leise und sicher nicht schwer. Eher eine Trilogie des Abschieds, nämlich das endgültige Zurücklassen von Mutter, Vater und nicht zuletzt meiner selbst. Diese Sitzungen tun weh, verlaufen wie in Zeitlupe. Ich brauche zwischendurch meine Pausen, oft tagelang. Ich ertrage es nicht.

Schwankungen

Das Klima zwischen uns hat sich verändert. Häufig appelliert er an die Fundiertheit meines Wissens, an meine Intelligenz. Doch ich fühle mich den Irren nahe und verwandt. Es gibt keine intelligenten Menschen, nirgends. Mitunter bin ich die vollkommene Ahnungslosigkeit in Person, da sind wir einfach verschiedener Meinung oder einer von uns ist ein pathologischer Lügner. Bestimmt weiß er auch nicht, was normal ist, und hat überhaupt keine Ahnung vom Leben. Die Welt, in der ich mich befinde, besteht fast ausschließlich aus mystischen Unterströmungen. Wenn ich an diesem Ort wohnen würde, wäre ich jetzt zu Hause oder korrekter, angekommen. Ich brauche Menschen mit ähnlichen Vorlieben und diversen Fehlleistungen. Jedes Paradies hat seine Schattenseite.

Alle hier haben ihre Geschichte, das tröstet mich, obgleich niemand freiwillig davon erzählt – ist nicht nötig. Keiner wird bloßgestellt, weder wegen seiner Vergangenheit noch wegen seiner derzeitigen Probleme. Es ist in Ordnung, jeder ist, wie er ist, niemand nimmt negativ Notiz vom anderen. Wir alle haben verloren, sind aufgebrochen, kehren zurück und erinnern uns. Wie ein Steckbrief, der den einzelnen auszeichnet. Wenn schon sterben, dann in Gesellschaft, die Lust auf Leben ist uns abhandengekommen. Die Bewältigung der individuellen Situation ist beinahe wie Zwangsarbeit mit Gottes Segen und alles zu unserem Besten. Ganz tief drinnen wissen wir das vermutlich sogar. Sämtliche Strapazen auf uns nehmend, blicken wir hinter die Oberfläche der Erscheinungen, hinter die organisierte Fröhlichkeit. Eigentlich viel zu offenkundig, um interessant zu sein.

Gott ist ein Teil von uns und doch erahne ich nicht, wie er sich definiert. Oft habe ich mir gewünscht, mein geistiger Führer würde sich zu erkennen geben. Wir alle sind Angehörige von Buch und Religion, womöglich ohne dies zu wissen. Man muss nicht fasten und Kopftuch tragen. Offiziell wird kein freier Glaube praktiziert, es wird überhaupt kein Glaube praktiziert. Man müsste bekehren und wer das nicht will, sollte Strafe zahlen. Andererseits gibt es natürlich die Überlegung, was der Glaube rechtfertigt. Der Moment, in dem Glaube zur Waffe wird. Als ob der heilige Krieg gerechtfertigt wäre.

Zumindest ich habe den Glauben als Mittelpunkt meines Lebens, so konnte ich meine Existenz aushalten und darüber hinaus das Wissen, dass ich eines Tages die Familie verlassen würde. Mit jedem Tag, den Gott mir gab, beschloss ich, zu geistigen Höchstleistungen aufzulaufen und das berauschende Ergebnis schlussendlich allen zu zeigen. Manchmal von meiner eigenen Person gefesselt und entflammt, waren es irgendwann die Verfehlungen, die eine Wichtigkeit bekamen. Und seither spricht mein Herz gelegentlich zu sich selbst.

Das Verhältnis zu meiner Mutter spart mein Therapeut sich für spätere Sitzungen auf, im Augenblick würde ich das nicht verkraften. Sie fehlt mir. Ich kann nicht einmal sagen, was ich genau verspüre – ob es sich tatsächlich um Sehnsucht handelt oder ob es eher der Vorwurf des Nichtdagewesenseins ist. Schließlich kann man nicht vermissen, was man nicht hatte. Die Frage kann nur ich allein beantworten, in ferner Zukunft. Jetzt bin ich zu sehr mit mir beschäftigt, als dass ich darüber nachdenken könnte. Wobei das eine eventuell das andere bedingt. Egal, ich habe genug zu tun. Wieder beherrscht Angst meinen Tag, diese nicht zu definierende Angst, die alles durcheinanderbringt. Mir fehlt jemand, der meine Angst verwaltet, und sonst nichts.

Grenzwertig

Ins Gras beißen wäre nun beinahe lebenswert. Diese multimorbide Stimmung ist kaum zu ertragen. Mir ist nicht klar, was da in mir vorgeht – ob mein Herz oder mein Kopf über mein Leben bestimmt. Keine Ahnung. Ich kann mich bloß schützen, indem ich meinen Mund halte. Das Böse rückt wieder in greifbare Nähe und die Angst wächst zunehmend, aber sagen kann ich es nicht. Das würde sowieso niemand verstehen, geschweige denn nachvollziehen können. Mein lebensunwertes Leben kehrt zurück und keiner merkt es. Mit Sicherheit steht der Rest dieses Irrenhauses auch unter Selbstverwaltung. In einer Anstalt wie dieser will ich nicht zu Grunde gehen.

Ich fühle mich, als ob darunter sofort der Himmel ist, meine Person kann ich dabei nicht näher beschreiben. Trotzdem ich nach rhetorischen Beispielen suche, finde ich keins. Meine Mutter fehlt mir. Immer wieder die Kränkung, die zu meinen Ungunsten ausgeht. Eine eigenartige Dynamik dieses Gefühls scheint mich zu lenken. Von Missgunst mag ich nicht reden, sie kann sich nicht wehren. Ich bräuchte eine Entgiftung – mir ist allerdings nicht klar, von was oder von wem. Ich will Ruhe, mehr nicht. Auf den Punkt gebracht, ich finde mein Maß nicht. Das Maß an Liebe, Sehnsucht oder Vergangenheit, die genaue Antwort fehlt mir leider. Sozusagen das Fehlen der Grenzlinie. Wichtig wäre gegenwärtig, die Angst zu zivilisieren, alles andere folgt im Anschluss. Ich mag mich nicht länger an der Vergangenheit wärmen. Man möchte aufhören, einfach abwälzen, aber man kommt nicht los. Wie Alkohol, der das künstliche Feuer legt. Ein Mythos, der alles vereinnahmt. Vielleicht gar das Beste, das Innere zu töten – die Regelschleifen im Gehirn durchbrechen. Das Verhältnis zur Mutter ist offensichtlich bei allen Menschen ein naturgeschichtliches Phänomen, das ständig nach der Anleitung zum Glücklichsein sucht. Die Belastung ist enorm – ich weiß nicht, was davon gerechtfertigt ist. Wahrscheinlich ein Zufall des Milieus.

Der Abstand zu den anderen Patienten wächst dramatisch. Ich suche nach menschlichen Eigenschaften, die mathematischen Gaben sind dieselben. Es nützt nichts, die Enttäuschung siegt. Das Empfinden der Ungleichheit ist zu groß. Kein Neid, eher Unglück oder anders gesagt, die Sozialstation meines Lebens. Ich suche die Tradition der Gerechtigkeit und kann sie nicht finden. So wenig, wie ich alles andere in meinem Leben gefunden habe. Zeitweise glaube ich, mein innerer Kern ist derart schlecht, dass ich nicht sein darf. Es ist der Skandal meiner Seele, die viel zu oft vom Bösen dominiert wird. Entsprechend als die von mir geglaubte Wirklichkeit. Meine Welt steht, wie immer, vor einem Problem. Ich forsche nach dem Prinzip meines Lebens, nach den penetranten Ungleichheiten in mir. Da ist Wut auf das System in meinem Innersten oder auf die ungerechte Ordnung. Es arbeitet jemand anders, obgleich dies nicht sein Zuhause ist. Der Feind, der nicht zu fassen ist oder die Suche nach den toten Feinden. Das dürfte das Gefühl der Dinge treffen, ein Anspruch an mich, der für andere unverständlich ist. Wie jemand, der aus dem Brunnen gekommen ist und die Straße, auf der die Freiheit liegt, nicht erreicht. Ein Pilger zwischen den Welten und das Paradies befindet sich grundsätzlich nebenan. Aus meiner Sicht ist das ungerecht, doch danach hat noch keiner gefragt. Und auf den Zuckerstoffwechsel kann man das nicht schieben.

Gefahr gebannt

Meine Medikamente werden erhöht – es geht mir besser. Die Debatte in mir hat sich gelegt, meine Unvollkommenheit ist schlimm, bestimmt mich aber nicht länger. Niemand ist vollkommen. Auch wenn ich irgendwie davon überzeugt bin, dass mich die Öffentlichkeit nicht als Patienten, sondern als Helden sehen will, akzeptiere ich die Therapie, die Medikamente und meinen Therapeuten. Es ist an mir, die Welt von dem beherrschenden Phänomen der Destruktivität zu befreien. Das allerdings im Beisein des Therapeuten zu erwähnen, wage ich nicht. Einerseits bin ich dankbar für die Medikamente, auf der anderen Seite kann ich mich nicht damit anfreunden. Ich möchte nicht der Mittel wegen für die Menschheit tragbar sein. Der größte Teil von uns ist vermutlich zeit seines Lebens auf diverse Arzneien und Therapien angewiesen. Gegen weitere Klinikaufenthalte sind wir dennoch nicht gefeit, niemand der hier Anwesenden.

Wie sehr sehne ich mich jetzt nach einer Doppelhaushälfte in China. Ganz alleine, ohne jeglichen Publikumsverkehr könnte ich mir mein Dasein vorstellen. Psychiatrische Anstalten sind dort sicherlich fremd. Träume sind Schäume, meine Zukunft scheint sich anders zu gestalten. Ich suche nach dem Text, nach dem Ablauf meines Lebens.

Mein Therapeut mit seiner einmaligen Duftkomposition wird mir langsam sympathisch, meistens. Ich frage mich, wem er imponieren möchte – den Schwestern mit ihren blickdichten Wollstrumpfhosen oder eher seiner eigenen Person. Solange er mir nicht zu nahe kommt, ist mir das egal. In seiner Gegenwart sind alle anderen bloß die Zweitbesetzung, aber ich mag ihn trotzdem, ein bisschen. Ich habe auch meine Mutter gemocht, obwohl ich sie eigentlich gehasst habe. Das Gleiche hat sich mit Sonja wiederholt.

In den Gesprächen suche ich nach überdeutlich aufge-schminkten Zeichen einer Vergiftung in seinem Gesicht, er vergiftet sich selbst mit seiner Eigenliebe. Er bekommt ein Pro-blem, wenn Stolz zu Hochmut wird. Und wiederum ist die Liebe zu sich selbst eine lebenslange Romanze. Je stärker sich sein Geruch in meiner Nase intensiviert, desto heftiger gehe ich zum Frontalangriff über. Ich kann mich nicht konzentrieren, zumindest nicht auf meine Person. Ohne zu wissen, was er in mir auslöst, folgen subtile Abwehrreaktionen. Er ist der Grund dafür und bemerkt es nicht. Lächerlicher Snob. Mir fehlt der Respekt, und manche Dinge muss ich mir nicht gefallen lassen. Ich rede nur mit ihm, wenn er nicht stinkt wie eine Parfümerie, dann jedoch sind die Gespräche gut. Trotz dieser unüberbrück-baren Differenzen bleiben wir persönlich. Mitunter habe ich richtig Spaß, mit ihm mein Leben aufzurollen. Wir ergründen gemeinsam das Land der tausend Seelen. Er ist nicht mehr das unbekannte Wesen.

Emotionen

Ohne Leid hat man keine Not – wäre ziemlich langweilig. Ein ewiges Schwanken zwischen Glück und Leid. Das Glück wurde schätzungsweise weitestgehend ausgespart. Er kommt auf meine Mutter zurück, immer wieder. Zweifellos ist er voll gepumpt mit Assoziationen und Situationen. Gegenwärtig ist kein Platz für Romantik, er will alles wissen, ohne jede Scheinheiligkeit. Er will die feinsten Verästelungen meiner Geschichte, meiner Vergangenheit, meiner Kindheit, meiner Herkunft. Ich muss nicht auf die Güte und Werte eines anderen hoffen oder warten. Es wird niemand kommen.

Die Mutterfragen sind neutral, zugleich völlig passend und treffend. Der alljährliche Muttertag, eine sich permanent wiederholende Katastrophe. Der Wut folgen Tränen, die Verletzungen sitzen tief und entfalten bis heute ihre Wirkung in vollem Ausmaß. Ich leide, meist mehr als weniger. In diesem Zustand schaffe ich nie den angestrebten Sprung in Richtung Wohnheim oder Tagesstation, absolut illusorisch. Dem Psychoterror hier kann keiner standhalten. Ich fange an, diese faschistische Folterkammer zu hassen. Manchmal fühle ich mich wie eine Kuh, vorgeführt und später vielleicht preisgekrönt oder wie ein schmutziger Bandit in der mexikanischen Revolution.

Er will hören, was ich mir wünsche, was ich fühle, was ich denke, wovon ich träume. Vieles wahrscheinlich, aber woher soll ich das wissen. Bisher habe ich nicht einmal gewusst, für wen das alles – für mich nämlich nicht. Zu gerne würde ich die Dachorganisation meines Denkens finden. Ich mache mich auf die Suche nach dem Messias, meinem Messias.

Er sagt, ich muss mich häuten, den Übergang von den äußerlichen Dingen, zu den innerlichen finden, ihn in die Abgründe meiner Seele blicken lassen. Es gibt keine Abgründe. Etwas, das nicht da ist, kann nicht gefunden werden. Er will mein System von innen kennen lernen. Sein scharfer Blick für Merkwürdigkeiten und Peinlichkeiten spricht für ihn. Schluss mit dem kräftezehrenden Doppelleben und Selbstverbergung der Realität. Seine ruhige, fast statische Art fasziniert mich. Er sagt, meine Geschichte sei die von Verdrängtem. Ich träume von einem fliegenden Teppich, der auf mich wartet, und von meiner Mutter, die mich hier herausholt. Und erneut die Überlegung und das Nichtwissen, was werden soll. Nicht ich bin verrückt, das Leben ist verrückt. Die Erlebnisse spiegeln sich wider. Es ist zu früh, um aus dem Schatten der Vergangenheit herauszutreten. Ich erzähle ihm von der Rolle der Religion, von der Kirche der Angst und von der Perversion der Marktwirtschaft.

Darauf folgt eines der heikelsten Themen – Suizid. Umfassend einsetzbar. Das Suizidthema beschäftigt mich von Kindesbeinen an, belastet mich aber nicht. Das Hinübergleiten in die andere Sphäre hat einen besonderen Reiz. Jeder denkt mal darüber nach. Außerdem müsste ich mir nicht länger die Frage stellen, in welches Leben ich eigentlich geraten bin. Schlimmer finde ich das Thema Leben und Anpassung, doch da kommt er nicht drauf. Und ich sage es ihm natürlich nicht. An das Wort Tod wagt er sich gar nicht erst. Sicher hat er mehr Angst davor als ich. Mein gesamtes Dasein war nichts anderes als eine Gratwanderung zwischen Leben und Tod. Im Tod bin ich weniger allein als im Leben. Bestimmt hat er eine Mutter, die ihn bekocht und ihm die Hemden bügelt. Ziemlich weltfremd der Arme. Trotzdem brauche ich ihn, um mich lebendig zu fühlen, obgleich er mitunter nur als Klagemauer fungiert.

Gratwanderung

Bis jetzt bin ich der Hölle da draußen nicht gewachsen. Im Augenblick tut mir jedes Lächeln weh, ich möchte ein Walross spielen oder ein Nashorn sein. Eben ein Dickhäuter, der nichts hindurch- oder hereinlässt, dem es gelingt, sich selbst zu schützen. So jemand benötigt keine Medikamente oder Therapien. Niemand lebt ewig – wir werden als Götter geboren, sind aber sterblich. Ich bin nicht tot, noch nicht. Noch möchte ich singen, fliegen, hoffen und wünschen können. Dinge tun, die aus meinem Dasein ein Abenteuer machen. Beispielsweise wegen chronischer Geldknappheit tagelang von Wasser und Schokolade leben, sozusagen die typische Männersehnsucht von Freiheit und Risiko. Oder Mutproben bestehen, bei denen Mann sein aufständisches Herz schlagen hört. Wie auch immer, gegenwärtig ist mein schräges Selbstbild nicht mit der Wirklichkeit vereinbar. Ich kann mich mit meinem Leben nicht arrangieren, als die allumfassende Antwort. Meine Welt ist in Aufruhr. Die Einzelheiten kenne ich, bloß der große Überblick fehlt mir. Derartiges kann man sich nicht ausdenken. Psychisch aus der Bahn geworfen und ständig auf der Suche. Vielleicht nach einem normalen Tag, den ich bislang nicht kennen gelernt habe.

Gedanken an das Meer, die Welt, die Flut, wir brauchen alle unseren Schönheitsschlaf. Ich bin kein übles Früchtchen. Wir sind undankbare Gäste, letztendlich. Es wäre ein Genuss, mich als Lauschender meines eigenen Lebens verhalten zu können. Doch momentan bin ich die Lokomotive des Ganzen, die nicht wahrhaben will, was passiert. Noch fehlt mir die Formel für den Aufruf an meine Ehrlichkeit. Zwar habe ich übernatürliche Fähigkeiten, aber es gibt keine turbulenten, stürmischen oder schönen Jahre, die spontan abrufbar wären. Ich bin kein vom Glück bestrahltes Gebilde – eher auf verbrannter Erde im Regen stehend.

Mit diesen und ähnlichen Hirngespinsten gehen die Tage und Wochen dahin. Es gelingt nicht, lösungsorientiert zu arbeiten. Beharrlich stellt sich meine Mutter zwischen mich und die Insel des Lichts. Ich hänge fest, es gibt keine Welt des Wandelns. Inmitten von Wahrheit und Selbstbetrug warte ich auf den Herbst, der dem Frühling folgt. Ich kenne keinen, der nicht mit seiner Vergangenheit hadert, und trotzdem befindet der sich auf freiem Fuß. Jede Seele bietet genug Projektionsfläche. Ich bin stabil und hätte längst in die offene Station wechseln können. Während der Visiten und Sitzungen gibt es für mich überhaupt kein anderes Thema. Bedingung für den Wechsel ist, dass ich meine Krankheit einsehe und annehme. Ich bin nicht krank, welch mir angedichteter Blödsinn. Man hätte die Todesstrafe nicht abschaffen sollen. Sie wollen Dinge ordnen, die längst geordnet sind. Die Zusammenstellung meiner Medikamente wird permanent verändert. Ich habe keinerlei Einfluss.

Dieses auf und ab gefällt mir nicht, mir geht es nicht gut. Manchmal geht es mir so schlecht, dass ich den ganzen Tag lang weinen und schlafen könnte. Oder die entgegengesetzte Version, ich fühle mich topfit und allen Anforderungen gewachsen. Die Akutstation als Opiumhöhle. Den anderen geht es nicht besser, einige machen Fortschritte und wechseln die Station, der übrige Teil verharrt hier in der Trostlosigkeit. Unterwürfig und geduldig warten wir von Abschied zu Abschied auf unseren eigenen, aber die Strickleiter nach oben lässt sich nicht erklimmen. Wenigstens habe ich inzwischen meinen Körper unter Kontrolle, meine Gliedmaßen tun, was ich möchte. Keine Bewegung geschieht, ohne dass ich es will.

Die Sitzungen sind ein Phrasengrab, ich mag nicht mehr. Obwohl mein Therapeut es schon geschafft hat, in meine Seele zu sehen, erreicht er mich nicht. Uns anzuschweigen ist ein sich mindestens wöchentlich wiederholendes Ritual geworden. Ich bevorzuge die stumme Nummer. Die Auflehnung in mir ist groß.

Ich verspüre wieder den dringenden Wunsch, mich umzubringen, Gründe dafür gibt es genug. Ein bisher ausstehendes Thema ist die Liebe und somit Sonja. Aber ich sage nichts. Vielleicht glaubt er, ich wäre zu weltfremd oder würde mich in der Märchenwelt der Verliebtheit befinden. Dabei war sie für mich die Liebe, die Brüder zu Rivalen macht. Doch er spricht mein Herz nicht an, dort modert sie, meine Sonja. Ich frage mich, in welcher Welt er eigentlich lebt. Bestimmt ist er Opfer seiner unbändigen Neigungen und hat irgendwo eine heimliche Affäre. Wahrscheinlich ist er Sklave seines Zwangs. Dennoch, der Einspruch wird bleiben.

Die Realität setzt sich durch

Es fällt mir schwer, mich zu beruhigen und mich auf die Therapie einzulassen. Ich möchte rennen, bis ans Ende der Welt, um mich nicht weiter zu konfrontieren. Aber es ist ein notwendiges Übel, um herauszukommen. Eine nette Vorstellung bringt die nächste. Mein Zeitgefühl habe ich indes völlig verloren. Er spielt seine Rolle gut und gelangt an tatsächlich ernsthafte Probleme, die mich erneut im Fegefeuer landen lassen.

Vorübergehend hatte ich die Spuren verwischt, nun gibt es kein Entrinnen mehr. Ein Mensch besteht aus seiner Vergangenheit. Ob er nachempfinden kann, was in mir vorgeht, weiß ich nicht, doch er berührt mich und das genügt – nicht immer, aber manchmal. Wir einigen uns darauf, dass ich bloß gestört bin, nicht krank. Damit kann ich umgehen, das lässt mich reden. Wieder wird meine frühe Vergangenheit zum Thema. Es ist in Ordnung, ich versuche nicht auszuweichen oder herunterzuspielen. Es ist an der Zeit, mich den Tatsachen zu stellen, endgültig. Ich muss Anpassung zulassen.

Meine Eltern haben mein Leben ruiniert und ich konnte nichts dagegen tun. Sie haben mir nie das gegeben, was ich brauchte, oder ich habe nie das bekommen, was ich wollte. Innerlich bin ich daran zerbrochen. Es sind Dinge passiert, die sogar für Hollywoodverhältnisse zu bizarr wären. Fakten, die sich erfolgreich wegschieben ließen. Und sofort beherrschen mich die alten Gefühle von Trauer, Wut, Angst und Hass. Mein Therapeut sagt, ich müsse zurückkehren zu mir selbst, denn wer den Schmerz nicht zulasse, könne die Kraft nicht zulassen. Entfernt verstehe ich, was er sagen will, aber spontan ist der Zweifel größer als der Glaube, dass die Werte des Lebens andere sind. Es gibt viele Dinge, die ich hätte wissen müssen und nicht wusste.

Eine echte Männerfreundschaft wird sich zwischen uns beiden wohl nicht entwickeln, trotzdem gewähre ich ihm zumindest einen kleinen Einblick in die Grausamkeiten, in die Todesmaschinerie meines Lebens, die mir zwischenzeitig verloren gegangen war. Am liebsten würde ich das alles schnell hinter mir lassen – es wird nicht schöner, nur weil es länger dauert. Warum der Weg das Ziel sein soll, ist mir unbegreiflich. Angesichts dessen, worum es geht, frage ich selten nach der Notwendigkeit. Der Ruf nach Radio Vatikan wird laut.

Abgründe tun sich auf

Ich erinnere mich an meinen Vater, der mir als kleines Kind sämtliche Schleimhäute verbrannte, als er mich zwang, frisch aufgebrühtes Wasser zu trinken. Er wollte, dass ich sauber bin und mich vom Schlechten befreie. Meine Mutter saß daneben und hat kein Wort gesagt, nicht eine Miene verzogen. Sie hat sich nicht eingemischt, mich nicht beschützt. Ich habe mich nicht gewehrt, nicht geschrien, nichts, keine Reaktion. Mir gelang es, mich in solchen Situationen von den Schmerzen wegzukonzentrieren, bis zur Schmerzsperre. Ihn machte das noch wütender – er schüttelte mich und brüllte, dass sich das Wasser überall in meinem Körper verteilen möge. Meine Mutter stand da und sah zu, ihr fehlten die Gefühle. Sie brachten mich nicht zum Arzt, dafür bestrafte mich mein Vater für die Teilnahmslosigkeit. Tagelang konnte ich keine feste Nahrung zu mir nehmen, die Schmerzen waren höllisch.

Wieder kommen mir die Tränen, regelrechte Weinkrämpfe. Keine Träne meinem Vater, wäre Verschwendung, aber meiner Mutter, die bei den Grausamkeiten anwesend war und nichts unternommen hat, mich nicht einmal getröstet hat. Sie stand derart neben sich, dass sie nichts interessierte. Völlig zugedopt ist die Realität an ihr vorbeigelaufen. Ich kann mich nicht erinnern, jemals einem Arzt vorgestellt worden zu sein. Und Verrat hätte mich den Kopf gekostet. Eltern haben kein Gewissen, die einzige Erklärung.

Mitunter erstarrt mein Therapeut bei diesen und ähnlichen Ausführungen, aber das ist längst nicht das Ende der Expedition. Wenn mein Vater mich überhaupt nicht ertragen konnte, hat er mich kurzerhand weggesperrt. Ich habe etliche Stunden im dunklen Keller verbracht oder in der Garage genächtigt. Er hat es geliebt, mich ermatten zu sehen. Der Kampf ums nackte Dasein hat mich verbittern lassen. Mein Vater, die tägliche Horrorvision.

Er wollte das Beste für mich, schließlich sind es nicht die glücklichen Momente, die uns zu dem machen, was wir sind, sondern die schweren Momente von Angst und Schatten. Entweder man idealisiert die Erinnerung oder man vergisst sie, ich habe mich für Letzteres entschieden. Dennoch war die Vergangenheit immer da, immer gegenwärtig.

Gelegentlich war seine Wut so groß, dass er mich aus dem Schlaf gerissen und verprügelt hat, bis es blutete – anschließend unter die kalte Dusche und zurück ins Bett. Er hat bestimmt gehofft, dass ich durch das Fließen meines eigenen Blutes erlöst würde. Doch die erhoffte Metamorphose blieb aus, wie schon oft. Vermutlich mag ich deswegen keine Überraschungen. Meiner Mutter war das alles egal, mir auch irgendwann. Es war normal geworden, ich hatte mich daran gewöhnt. Trotz aller Versuche ist es meinem Vater nicht gelungen, das Böse aus mir herauszuholen. Manchmal beherrscht es mich, manchmal nicht, aber es ist nach wie vor da.

Später begann ich mich triumphierend vor meinem Vater zu verstecken – hätte er mich gefunden, wäre ich zum Erdferkel mutiert. Häufig saß ich zitternd hinter dem roten Auto und träumte von Gondeln und Menschen mit blauen Hüten. Gesichter gab es nicht, nicht in meinen Gedanken und nicht in meinen Träumen. Meine Mutter beobachtete mich vom Küchenfenster aus, während mein Vater vor Wut tobte und mich suchte. Vielleicht war es ihre Orientierungslosigkeit, vielleicht ihre Ignoranz, die mich nicht verriet. Dafür habe ich sie restlos glorifiziert, wenigstens für diesen flüchtigen Augenblick. Ein hoffnungsloses Unterfangen zu glauben, dass sie mir in meiner Verzweiflung hilft. Bei ihr herrschte vierundzwanzig Stunden täglich konjunkturelle Flaute. Mit einer plötzlichen kreativen Antriebskraft brauchte ich nicht zu rechnen.

Meine Traurigkeit lässt nach, wandelt sich um, in Wut, fast Hass. Ich bin mir nicht sicher, gegen wen sich das richtet. Es fühlt sich anders an als früher. Möglicherweise ist es die Wandlung, auf die ich sehnsüchtig warte. Andererseits kann Wandlung kaum bedeuten, dass nun die tatsächlich Schuldigen bestraft werden. Doch würden sie mir in diesem Moment gegenüberstehen, ich würde mich vergessen, die Kontrolle über mich verlieren. Ich würde zu dem Monster werden, für das man mich immer gehalten hat, für das ich mich halte und gehalten habe. Wir erben, was einmal gewesen ist, Gutes wie Böses, das Resultat bin ich. Ich könnte für nichts garantieren. Mir geht die Normalität verloren, jenes, wovor ich die größte Angst hatte.

Aber vielleicht ist genau dieses Denken und Fühlen normal. Ich bin ein Versager, weil ich oben stehe und nicht unten liege. Ich verlange, dass meine Medikamente erhöht werden, soviel zum Thema Krankheitseinsicht. Auf der Suche nach mir selbst beginne ich erneut zu zweifeln. Laufend scheint das mühsam aufgebaute Kartenhaus zusammenzubrechen. Die ständige Präsenz lässt mich wieder und wieder im emotionalen Keller landen. Ich weiß nie, was am nächsten Tag sein wird. Mir geht es nicht gut. Zurzeit wage ich nicht an einen Stationswechsel zu denken, ich würde ihn nicht durchstehen. Mein Therapeut redet mit einer Engelsgeduld auf mich ein, es ist das Häuten, von dem er anfangs sprach. Das hilft mir allerdings wenig, es tut zu weh. Schmerz als Entwicklung – na prima. Vom Verstand ist mir das alles klar, doch ich möchte, dass das endlich vorbei ist, oder eine Löschtaste drücken. Ich fühle mich schuldig an allem, was passiert ist. Das ewige Schweigen aus Scham und Unwissenheit. Ich bin schuld und kein leiser Zweifel schleicht sich ein. Mir fehlt das Verständnis für den bösen Teil in mir, schließlich muss es einen Grund geben, weshalb es sich ausgerechnet meinen Körper ausgesucht hat.

Die gleiche Frage wird sich mein Vater gestellt haben, als er mir eine Überdosis Schlafmittel zum Frühstück verabreicht hat. Auch das hat das Böse überlebt, ich habe überlebt. In der Schule bin ich besinnungslos und nicht mehr ansprechbar zusammengesunken. Meiner Lehrerin verdanke ich alles Weitere – den Rettungswagen, den Klinikaufenthalt und die zwangsläufig folgende Familienberatung. Ich hätte ihr lieber nichts verdankt.

Trotz aller Beratungen hat niemand herausbekommen, dass mein Vater das zu verantworten hatte. Er hat sich auf die Krankheit meiner Mutter berufen und die vererbten Gene für die selbstzugefügte Schandtat verantwortlich gemacht. Ich war zu klein, um verstehen zu können, worum es eigentlich geht. Ich konnte nicht einmal sagen, wie die Tabletten in meinen

Körper gelangt sind. Erst sehr viel später ist mir klar geworden, dass es der bittere Orangensaft zum Frühstück gewesen sein muss. Mein Vater erklärte den Ärzten, ich habe dauernd diese Aussetzer, während derer ich nicht wisse, was ich tue. Ich sei das personifizierte Böse, also die totale Verkörperung des Bösen und davon war er überzeugt. Wahrscheinlich hat mich dieser Satz vor Schlimmerem und Folgenschwerem bewahrt. Entsprechend bekam ich die Standarttherapie solcher Aktionen und jenes Ereignis wurde totgeschwiegen. Das Pech ist an mir befestigt, es wohnt bei mir.

Den Rest meiner Schulzeit bin ich schief angesehen worden – von meinen Mitschülern und von meinem Vater. Dieser schob mir seine Tat als Suizid oder jungenhafte Dummheit in die Schuhe, nach außen drang nichts, absolut nichts. Wie im Strafrecht der Sensationen konnte er sich zurücklehnen in der Selbstzufriedenheit. Er prahlte nicht mit seinen Missetaten, für ihn war es nichts Besonderes oder Terror im Rahmen der Liebe. Ich hätte nicht gewagt, jemandem etwas zu erzählen – mein Stand war zu schlecht. Mir hätte niemand geglaubt. Statt ihn zu hassen, habe ich mich gehasst, bedingungslos und ohne Unterlass. Ich hatte keine Chance, weder in der Familie noch irgendwo sonst.

Und stets meine Mutter, die nie Reaktion gezeigt hat. Ich war ihr egal. Ob ich ihr tatsächlich nichts bedeutet habe, bleibt fraglich. Sie bekam Medikamente und konnte ihr Umfeld vielleicht überhaupt nicht wahrnehmen. Außerdem ist nicht gesichert, ob mein Vater sie nicht ebenfalls der ständigen Angst ausgesetzt hat und sie in der Konsequenz gar nicht anders konnte. Das Leben an seiner Seite, mit seinen Übergriffen muss ein Höchstmaß an Verrat gewesen sein. Wie ein Zuhälter hat er ihr Leben verpfuscht. Ihn verfluche ich, doch sie fehlt mir, damals wie heute.

Der Therapeut greift nicht ein, er lässt mich reden. Obwohl mir zwischendurch tausend andere Dinge einfallen, mit denen ich mich vom Thema ablenke. Er hat seinen Kern gefunden.

Es sind keine Blicke von Genugtuung, nichts Beängstigendes, nichts Mitleidiges, nur Verständnis, vollkommen ohne Wertung. Meine vorgeschobene Fassade bröckelt unaufhaltsam. Das Böse ist da, aber es hat an Wichtigkeit eingebüßt, zumindest im Augenblick und darauf kommt es an.

Höhen und Tiefen

Es ist ein schönes Gefühl, wahrhaft gegenwärtig zu sein, leider nicht anhaltend, nicht von Dauer. Genau das macht meine Angst aus. Ich kann mich nicht erheben, um mit den Füßen die Erde zu verlassen. Und trotzdem tue ich es. Es gibt Phasen des Redens und Phasen des Schweigens und manchmal fühle ich mich gut, wie in meinem ganzen Leben noch nicht. Doch im nächsten Moment der freie Fall, abgrundtief. Alles andere wird in Sekundenbruchteilen unwichtig und sofort möchte ich meinem Leben ein Ende setzen. In solchen Momenten erreicht mich nichts mehr, niemand mehr. Ich verliere die Beherrschung, werde hochgradig wütend und aggressiv. Es ist das Böse, das mich einnimmt, mich quält und meinen Tod nicht zulässt. Diese Zustände sind nicht häufig, aber es gibt sie und allein diese Tatsache macht mir Angst.

Jene Angst, bestätigt zu bekommen, dass ich nicht der liebste Mensch der Welt bin, sondern das besagte unkontrollierbare Monster, welches zur totalitären Gefahr der Menschheit wird. In diesen Situationen hasse ich meinen Vater, der es nicht geschafft hat, das Monster zu beseitigen. Das Monster bin ich und ich lebe. Medikamente sind nicht die Heilsarmee, halten mich jedoch einigermaßen in der Mitte und bringen mich hoffentlich eines Tages der erwünschten, selbstbestimmten Lebensführung näher. Allerdings nicht solange ich Angst vor meiner eigenen Person haben muss und vor dem, was sich parallel darin verbirgt.

Nach vorne

Mein Therapeut macht weiter, trotz aller Rückschritte und Zwischenfälle. Zukunft ist die alltägliche Nahrung der Vergangenheit. Es sind die Spätfolgen, die die Querschnittslähmung meiner Seele aufzeigen. Seine Fragen werden weniger, er lässt mich sagen, was mir einfällt, und wenn es nichts ist, ist es auch in Ordnung. Bloß selten lenkt er ein – der Ägyptologe auf Spurensuche. Genug des Vater-Sohn-Dramas spreche ich Sonja an. Mir ist egal, dass er das Beziehungsproblem nicht eingeplant und mir nicht einmal zugetraut hat. Ich liebe sie und komme nicht von ihr los.

Indes stelle ich in Frage, ob ich überhaupt lieben kann, schließlich bin ich nie geliebt worden. Welch Fortschritt meines Denkens. Ich erläutere ihm das Prinzip der Paarbildung und der Paarsuche, auf dem das Universum beruht. Er sagt nichts dazu. Letztlich will ich nicht, dass mein Objekt der Begierde mich verlässt, ich habe Angst davor. Ich ertrage das Alleinsein nicht und brauche es so dringend.

Ich will nicht, dass sie mich fallen lässt, wenn, dann lasse ich sie fallen. Er sagt noch immer nichts. Ich liebe sie und gleichzeitig hasse ich sie, zutiefst. Ihre Wertvorstellungen sind von zu elementarer Bedeutung. Mir fallen die Würmer ein, wegen der sie mich für verrückt erklärt hat. Meine Ausraster, die ich nicht als solche sehen konnte. Und die Anrufe, mit denen sie mich verfolgt hat, obwohl sie sich von mir verfolgt fühlte. Dass sie sich wegdreht, weil ich ihr peinlich bin oder weil von unserer Verbindung keiner etwas wissen darf. Sonja, die Liebe meines Lebens, die Liebe anders definiert. Sie ist die Demütigung schlechthin – Sonja, die außergewöhnliche Begegnung der dritten Art. Dem folgen weitere Entladungen mystischer Dichtungen.

Alsdann die Überleitung zum Thema Sexualität. Es bedeutet mir nichts und bedarf keiner differenzierten Ausführungen, finde ich. Und doch beruhen Emotionen auf Triebsteuerungen, was mir ein Rätsel ist – ich könnte in einem Kloster leben. Er fragt nach Kinderwunsch, nie gehabt. Kinder sind Symbol des reaktionären Bürgertums und Thema beendet. Absolutes Halteverbot. Ich bin ein Neutrum, sage aber nichts. Viele dieser Gattung gibt es wahrscheinlich nicht, und ich konnte eben deshalb mein Leben vor der Zerstörung retten.

Sonja erinnert mich spontan an meine Mutter, mir macht das Angst, obgleich ich keinen Grund dafür erkenne. Diese Sitzung entspricht einigen mehr der gleichen Bauart, nur zu einem Ergebnis gelange ich nicht. Nach wie vor liebe ich Sonja, lieben wir uns, und dennoch lehnt sie mich ab. Ein Schwanken zwischen Lust und Leidenschaft, wie hochschwanger Wettkämpfe schwimmend. Irgendwie bin ich es nicht wert, geliebt zu werden.

Die Gespräche sind uferlos, ich finde den Sinn nicht. Auf Reden folgt Schweigen, wie gewohnt. Ich stürze nicht ab, trotz Sonja nicht. Die Medikamente halten mich und die Bestie in meinem Körper stabil. Natürlich schwankt meine Stimmung – von oben nach unten und zurück, doch ich lebe. Ein gesundes Misstrauen bleibt.

Der Wechsel in die offene stationäre Therapie steht bevor – ein ambivalentes Unterfangen. Auf der einen Seite die Freude, auf der anderen die fast panische Angst, es nicht zu schaffen. Ein so großes Erschrecken in mir, dass ich alle Leute mit Schwester anspreche und bitte, mich zu retten. Aber ich bin reif genug, um Verantwortung zu übernehmen. Störrisch wie ein Kamel füge ich mich. Die neue Station darf verlassen werden, man hat zusätzliche Freiheiten, bloß an der Therapie und den Medikamenten ändert sich nichts.

Stationswechsel

In der offenen Therapie befinden sich die Veteranen dieses Business, da sieht man, wohin das Leben einen führt. Hier sammeln sich die beifallklatschenden Sklaven, die nach dem großen Erlöser aus der Not suchen. Jeder ist auf seine Weise gewöhnlich, gemein und schwach. Man hat sich aus dem Fenster gelehnt und ist abgestürzt. Alles Sympathisanten und Partisanen, welch amüsante Vorstellung, doch der Komplize heißt Angst. Intuitiv hätte ich gern ein Fass Bier mitgebracht, aber das Zerwürfnis des Seins siegt. Man tanzt auf dünnem Eis, der Weg zurück in die Isolation ist nicht weit, dafür der Weg in die ambulante Therapie umso weiter.

Die Eingewöhnung in die nächste Stufe des kollektiven Leids ist kein Leichtes. Diese Gruppenkonstruktion ist neu, anders, gefällt mir nicht. Wieder andere Gesichter mit schicksalhaften Wegen. Ich habe nicht die Anpassungsfähigkeit eines Fabrikhasen, nicht einmal mittels Medikamente. Als einzige Gemeinsamkeit die Lebenslüge, der wir alle auferlegen sind, nichts sonst. Mit den Zimmergenossen habe ich Glück, in erster Linie Männer, die es gut mit mir meinen. Die Unterhaltung konzentriert sich auf das Wichtigste – Terminabsprache wegen der Badbenutzung. Die kleine Abwechslung zu dem etwas barocken Lebensstil in den hellbraun gefärbten Wänden. Aber man bekommt wohl nirgends Spielzeug geschenkt.

Übermäßig viel Besuch hat niemand, es überfällt auch keinen eine globale Reiseleidenschaft, die die Welt nicht aushalten könnte. Meiner Wenigkeit erinnert sich zwangsläufig niemand. Mit Sonja muss ich nicht rechnen, vielleicht schicke ich ihr eine Postkarte, zur Erinnerung. Und wieder der Refrain des Vergessens. Meinem Herzen fehlt sie, aber ich vermisse sie nicht und will sie nicht sehen. Das Plätschern des Kanals beruhigt mich. Gegenüber den anderen Zimmern ein Privileg.

Das die Station füllende Potential reicht von selbstzerstörerischer Spontanhandlung, des Drogenmissbrauchs überführt, paranoiden Verwirrungen bis hin zu Perspektiv- und Motivationslosigkeit. Außerdem Patienten, deren zerrissene Biographie ich nicht einzuordnen vermag. Die Betten neben mir sind mit Ängsten und Depressionen gefüllt. Wegen der verschiedenen Sequenzen können wir kaum Vergleiche ziehen. Jeder hat genug Stress, auf seine Art. Für alle gilt das Gesetz der Verfügbarkeit. Netterweise lässt man uns die Medikamente in Eigenregie einnehmen.

Einer der nebenan wohnenden Psychokollegen unterhält sich permanent mit seinem Kindertelefon – wenn er nicht so gestört wäre, würde er richtig hinreißend aussehen. Ein anderer sitzt den ganzen Tag da und wartet auf die Stimme, die aus dem Kleiderschrank zu ihm spricht. Der Nächste brabbelt dauernd den gleichen Satz – er war jung und brauchte das Geld. Derart überschaubaren Tatsachen bin ich selten begegnet. Das zwingt doch zu Höherem. Mir geht es zu gut für diese Station. Statt der altbekannten Selbstreflexion lasse ich in der Therapie mein Problem anklingen. Ich stoße auf taube Ohren – nichts ist schnelllebig und man kann nichts limitieren. Da ist kein Medium der Resonanz.

Der Rückfall

Wenn ich die anderen betrachte, erscheinen mir meine Medikamente schlicht überflüssig. Hier werfen sogar Zwerge Schatten. Es ist an der Zeit, alles nachzuholen, was ich versäumt habe. An diesem Ort kann ich nicht länger bleiben. Ich muss konstatieren: Das war es. Ein fremdes, nie da gewesenes Gefühl von Leben überkommt mich. Zügig und in angemessener Eile packe ich ein paar Sachen und ohne jemanden zu belästigen, mache ich mich auf den Weg. Wohin dieser mich führt, muss ich währenddessen überlegen. Das Mittagessen liegt gerade hinter uns, was bedeutet, dass mich vor dem Abendessen garantiert niemand vermisst. Daher bleibt genug Zeit, um zu verschwinden. Dieser Entschluss ist der beste, den ich seit langem gefasst habe. Ich freue mich auf eine Leinwand voller Leben. Die gigantischen Werke in meinem Kopf sind mein Markenzeichen, mich wird man nicht hierher zurückbringen. Wegen der katastrophalen Wirtschaftslage wird man vielleicht eine Art Kopfgeldjäger aussenden, um mich zu finden. Damit sorge ich gleich für neue Arbeitsplätze. Ein klassischer Fall für die Gewerkschaft. Um durchzukommen, muss man über Grenzen gehen und Tabus brechen – das geheime Wesen der Dinge.

Der Ausflug

Es ist der Reiz des plätschernden Baches, der mich in die Ferne zieht. Ich entscheide mich für Waldwege, die Straße wäre zu riskant und Sonja steht nicht zur Diskussion. Meine Wohnung kommt ebenfalls nicht in Frage, höchstwahrscheinlich gibt es die nicht mehr oder sie ist zum Unterschlupf für Straßenkinder geworden. Schade um meine neue Zeitungssammlung, aber es ist für einen guten Zweck. Würde sich anbieten – die Bahnhofsmission ist nicht weit.

Verbissen konzentriere ich mich auf meine Zukunft, auf das Feinstoffliche in meiner Seele. Zuerst das Licht und dann die Ewigkeit, doch in dieser Realität gilt ein anderes Prinzip, schließlich kann ich mein Leben nicht im Wald verewigen. Und im Augenblick des Todes befinde ich mich nicht, noch nicht. Wobei ich darüber jetzt nicht nachdenken muss, im Todesreigen wird meine Seele unsterblich sein, so ist das Symbol der Ewigkeit.

Mit mir zieht Väterchen Frost durch den Wald. Ich schicke mir positive Energie, um die Kälte zu ertragen. Meine poetische Kraft hilft mir dabei. Genug des Familiendramas, wieder auf mich allein gestellt, geht es mir richtig gut. Sicher die sagenhafte Einzigartigkeit des Ereignisses, die mich fasziniert. Momente des höchsten Glücks, es gibt sie und ich habe es immer gewusst. Stunde für Stunde vergeht, ohne dass ich ein Ziel festmachen kann oder einem Menschen begegne. Ich bereue nichts, Therapien und Medikamente sind albern und nicht notwendig, der Vergangenheit angehörend. Ich habe mich als geheilt entlassen.

In der bald nahenden Dunkelheit hoffe ich nicht, irgendwelchen Menschenfressern zu begegnen, die mich als fleischgewordene Muse betrachten. Diese Idee übersteigt verständlicherweise meine persönliche Sollbruchstelle. Aber bestimmt gibt es jemanden in der näheren Umgebung, der für Ordnung sorgt. Ich habe keine Lust, mich der Debatte zu stellen.

Ich irre etwas ziellos umher, genieße jedoch meine zurückgewonnene Freiheit. Andere zahlen Geld dafür und nennen das entsprechend Urlaub. Es beginnt zu regnen, was meine Sinne ein bisschen klärt. Trotzdem muss ich mich vorsehen, ich darf nicht erkannt werden. Auf einer Weide stehen Kühe und grasen, aus dem Augenwinkel beobachten sie mich. Möglicherweise verwandeln sie sich im Dunkeln in die gefürchteten, für Ordnung sorgenden Menschenfresser. Es ist mir also nicht gelungen, meine Angst, meinen ständigen Begleiter, in der Klinik zu lassen. Ich sehe mir die Kühe genau an, sie erscheinen mir fremd. Im gleichen Moment meldet sich das Auge in mir freundlich zwinkernd zurück. Voller Erleichterung kann ich nun meine Pläne verwirklichen – welche das sind, muss ich abermals herausfinden. Die Kühe durchdringen mich mit ihren Blicken und wecken das ruhende Monster in mir – es sind Verbündete dessen. Ich laufe so schnell ich kann, laufe vor mir selbst davon.

Die Gefahr, am Galgen zu hängen, ist groß und damit zurück zum Beginn allen Übels. Frustration liegt in der Luft, Zweifel meines Ichs kehren zurück.

Es ist die Ozonschicht, die Löcher in mein Hirn brennt, oder ich habe die falschen Pillen abgesetzt, doch kein Mensch benötigt diese kleinen gefärbten Dinger, um zu überleben. Aus der Sicht des Betrachters entscheide ich mich für das Ozonloch. Der Zauber des Anfangs hat an Wert verloren, das Auge straft mich mit seinen bösen Blicken. Ich laufe, ich renne, ich hätte auf Freud und die Versöhnung des Menschen mit sich selbst hören sollen. Eine interessante Vorstellung, meinem Monster ein sanftes Ruhekissen zu verschaffen, quasi als die letzte Vertreibung. Man muss den Toten Denkmäler setzen. Aber es ist nicht tot, es kontaktiert mich, es hat Hunger. Einen Abschied zu zelebrieren hätte keinen Erfolg, es ist eine exakte Größe in meinem Kopf und doch unmöglich, es zum Gegenstand zu machen. Das dunkle Image in mir, ein simultanes Erleben, wie Gehen und Bleiben gleichzeitig. Die Idee der Vertreibung ist älter als die Ausführung. Zu gerne würde ich nur eine kleine Gedenkstätte zurückbehalten.

Ohne einen weiteren Blick auf die menschenfressenden Kühe schlage ich eine andere Richtung ein. Zwischendurch lasse ich mich auf den Boden fallen und robbe durch die Wiesen. Ich darf nicht gesehen werden. Woher soll ich wissen, ob sich nicht die gerade noch friedlich zwitschernden Vögel in aggressivste Raubvögel verwandeln, mich attackieren und übel zurichten. Vielleicht entdecken sie das Böse in mir und fühlen sich damit artverwandt oder zumindest auf einer Ebene. Gegen dieses Problem verflüchtigt sich jedes Finanzloch. Meine Identität als Prozess, wie gehabt. Während ich um mein Leben renne, setzt sich eine ganze Kaskade von Nervenhormonen frei und verhilft mir zu wesentlich höherem Tempo. Ich bin schneller, als das Auge des Gesetzes es erlaubt, ich muss zwangsläufig ins Verderben rasen. Immerhin besser, als bei lebendigem Leib von Mutanten verspeist zu werden. Den direkten Weg zurück finde ich nicht, wie Hänsel und Gretel im Wald verirrt. Bloß, dass ich alleine bin und ohne Knusperhäuschen im Zentrum der Geschichte stehe. Der Zeitgeist des analogen Denkens lässt mich meine Angst deutlich formulieren.

Zum Glück begegnet mir keiner dieser propangasbetriebenen Ballons, deren Insassen nach mir suchen und den Auftrag haben, mich umzubringen wie einen paranoiden Schwerverbrecher. Ich finde die Distanz zu meiner eigenen Person nicht, eine schaurige Vorstellung. Die Stille des Alleinseins bekommt mir nicht, ich führe Selbstgespräche. In meiner Vorstellung bin ich ein Säbelzahntiger, mit einer vollkommen anderen genetischen Ausstattung als die Weisheit meines Körpers. Ich würde den ganzen Tag von Nebelschwaden träumen und damit das Selbstmordprogramm meiner Hirnzellen aktivieren. Kurzum, ich möchte ein anderes Leben.

Die Schöne

Diese Irrwege und die Einsamkeit scheinen nie zu enden. Ich suche den greisen Herrscher der Wälder, doch er ist nicht da, nicht auffindbar. Ich bin allein, weit und breit kein menschliches Wesen. Dafür diverse Tiere, aber die können einem Säbelzahntiger nichts anhaben. Abrupt werde ich aus meiner Traumreise gerissen. Wie im Weihnachtsmärchen kommt mir von irgendwo ein junges, unbelastetes Wesen entgegengejoggt. Ein Menschenkind, mir vom Schicksal zugesandt. Die zusammengebundenen dunklen Haare, die gebräunte Haut, die schöne Figur wecken gemischte Gefühle in mir. Mit ihr schwingt ein unwiderstehliches Aroma von Eleganz. Der freie Bauchnabel berührt meine Schamgrenze. Diese pornographische Freizügigkeit schürt die

Propaganda des Frauenhasses, was Opfer zu Tätern werden lässt. Jetzt weiß ich, was ich am liebsten will und was mir die ganze Zeit gefehlt hat – sie. Ich bin verwirrt. Äußerlich ist sie eine Superpartie, vielleicht Leistungssportlerin, und mich überfordern meine Wünsche. Ich muss damit rechnen, dass sie möglicherweise nur Teil eines Experimentes ist. Losgeschickt, um Menschen auszufragen. Augenblicklich steht das Rationale im Gegensatz zum Emotionalen. Diese Begegnung ist spektakulär, birgt jedoch geistige Risiken. Unter Umständen ist sie ein Instrument des Bösen. Die Kontrolle, die auf das Produkt ausgeübt wird. Ihre Erscheinung ist gastfreundlich, kultiviert und seriös. Und die Basis von Erfolg ist Seriosität. Sie sieht nicht aus, als hätte sie ein Helfersyndrom – Höflichkeit kommt unter die Räder. Die Negativspirale scheint sich zu schließen. Mein Instinkt rebelliert. Ich muss die Oberhand gewinnen und mich optisch mit dem Geschehen konfrontieren.

Sie kann mich noch nicht entdeckt haben. Gut getarnt, völlig verdreckt und zerzaust liege ich in des Grabens weichem Geäst mit Einblick auf die Lichtung vor mir. Bürgernahe Romantik ist nicht meine Sache, aber ich habe keine Zeit, vorher das Orakel zu befragen. Ich mache die Kampfansage, ein Rückzieher gilt nicht. Der Körper arbeitet reflektorisch, wie der einer Katze. Ich springe auf den Feldweg und lande direkt vor ihren Füßen. Die Zeitspanne zwischen Wahrnehmung und Handlung ist kurz. Sie schreit entsetzlich, als wäre sie soeben Ziel eines Selbstmörders geworden. Diese instinktregulierte Schutzmaßnahme erfordert höchsten Energieeinsatz. Es kann sich wohl niemand von der Tatsache freisprechen, schuldig zu sein – ich habe kein schlechtes Gewissen. Sie beruhigt sich nicht, wird stattdessen immer lauter. Dafür sind wahrscheinlich neuronale Schaltkreise verantwortlich. Es gilt Nervenstärke zu beweisen. Ich reagiere etwas belustigt und wiederhole dauernd, dass sie mit Sicherheit keiner hört – abgesehen von den menschenfressenden Kühen, den Raubvögeln und anderen Mutanten, die in keinem Tierlexikon zu finden sind. Sie scheint mich überhaupt nicht zu verstehen. Ich erzähle ihr, ich sei ein verwandelter Säbelzahntiger und sei gekommen, um sie zu beschützen. Das zieht, schließlich weiß ich, was Frauen mögen. Nun steht sie stumm da, sagt nichts, bewegt sich nicht und sieht ein wenig verschreckt aus. Tja, ich bin der Meister des Smalltalks.

Nur dummerweise befinde ich mich gerade im Konflikt zwischen zwei Frauen. Diese namenlose Schöne, das Corpus Delicti, scheint mir nichts anhaben zu wollen, ich muss allerdings erst die Mauer des Schweigens durchbrechen. Aus Wettbewerbsgründen mag ich sie nicht wieder gehen lassen.

Wie vom Donner gerührt, steht die Schöne mir regungslos und wortlos gegenüber, das Gesicht hat die hübsche Farbe verloren. Sonja hatte manchmal einen ähnlichen Blick, zugegeben, nicht in dieser gesteigerten Form. Ich bin ratlos. Um die Situation zu entschärfen, erzähle ich ihr, dass sie keine Angst haben muss, ich habe nämlich nicht vor, sie anzufassen und zur Explosion der Weltbevölkerung beizutragen. Es kommt zu keiner Verknüpfung von Liebe und Gewalt, das wäre infam. Ihre Augen wirken matt und leer, fast panisch. Sie kann doch zufrieden sein, dass sie bloß mir begegnet ist und nicht ihrem Vergewaltiger oder Mörder. Während ich versuche ihr das klarzumachen, fällt sie einfach um – ein komisches, für mich nicht nachvollziehbares Phänomen. Per Inserat hätte ich kein hübscheres Mädchen kennen lernen können. Sie ist schön wie Kleopatra und viel schöner als eine Programmansagerin, ein Biotop der Sinne. Ersatz für jedes Aphrodisiakum. Das Gesicht ist das Fenster zur Seele und kein einziger Lackschaden, der die Ästhetik stören könnte. Dagegen wirke ich wie ein versoffener Trottel. Die Majestät und der Hammerhai. In mir taucht ein Gefühl von Besitzanspruch auf.

Fachgerecht, wie im Erste-Hilfe-Kurs gelernt, lagere ich ihre Beine deutlich erhöht und schiebe ihr meine Jacke unter den Kopf. Ich reibe ihr die Hände und bin froh, dass ich keine Mund-zu-Mund-Beatmung machen muss. Ich passe auf sie auf, ich wache über sie. Mich überrollt die Macht der Gefühle. Nebenbei suche ich nach heilsamen Worten, für den Moment, in dem sie zu sich kommt – eigentlich habe ich keine Ahnung, was ich sagen soll. Es dauert, aber auch Knochen züchten benötigt Zeit. Vom Anblick dieser Erinnerung werde ich lange zehren können. Sie hat bestimmt keine ernsthaft bedenkliche Konkurrenz. Am Rande wirft es die eigenen Fragen wieder auf. Ich weiß nicht, wohin mein Weg mich führt.

Als ich sie ansehe, wacht sie auf, und sofort bestätige ich ihr, dass das alles kein Traum war, sondern wunderbare Realität. Sie liegt da, gelähmt wie ein Dachbalken. Bevor sie erneut zu schreien beginnt, rede ich auf sie ein. Ich erzähle ihr von der Reise um die halbe Welt, von Sonja, von der Post und dem Verlust meiner Zeitungen. Ein moderner Klassiker erscheint lächerlich dagegen. Ich hoffe, sie erwartet kein Begrüßungsgeld von mir.

Die Schöne sieht mich ziemlich verwirrt an, bewahrt aber die Ruhe. Kein Wunder, ich halte ihre Hände ganz fest, um sie zu wärmen. Einen heißen Tee kann ich ihr leider nicht anbieten. Ich würde eine Menge tun, um ihrem Gesicht ein Lächeln und ihrem Mund ein Wort zu entlocken, doch ich gehöre keinem Hexenring an. Ihre Schönheit ist exorbitant, wie die Windungen meines Gehirns. Die Perfektion wäre die Kombination dieser beiden Dinge, das spreche ich allerdings nicht aus. Neben ihr muss ich aussehen wie ein Scheusal. Vielleicht ist es das, was ihr die Sprache verschlägt. Oder ich fische gerade in fremden Gewässern und sie traut sich nicht, mir das zu sagen. Ihr Blick ist voll von unausgesprochenen Vorwürfen.

Ich sehe sie lange an und bewundere jeden einzelnen ihrer momentan etwas blassen, dafür aber ungelifteten Gesichtszüge.

Ein anderer Ausdruck als wunderschön fällt mir nicht ein. Sie wirkt keineswegs betrübt. Der Wunsch, ihr über die Wange zu streichen, ist groß, doch ich halte mich zurück. Sie ist nicht mein Eigentum. Vertrauen hat jetzt oberste Priorität. Im Grunde möchte ich gar nicht mit ihr reden, sondern sie nur ansehen. Und dennoch fühlt sie sich durch mich bedroht – als wenn die Mafia ihr Gegenüber wäre. Dabei ist dieses Gegenüber ein Unikum wie ich, ohne Absichten und Verpflichtungen. Die Ähnlichkeit mit Sonja ist unverkennbar. Zu einem Tauschgeschäft wäre ich gerne bereit. Ich erzähle wirres Zeug und biete ihr an, mich zu bestrafen – bloß um ihre Stimme zu hören. Das fahle Gesicht nimmt einen anderen Teint an, sie lebt wieder. Ich bin eine Kapazität auf dem Gebiet der Reanimation. Zum Neid aller Schriftgelehrten und Pharisäer. Wie ein Troll aus dem Wald sitze ich neben ihr und versuche ihre Gedanken zu lesen und ihre geheimsten Wünsche zu erkunden. Leider fehlen mir bisher die Fähigkeiten des Trolls. Je länger ich sie ansehe, desto stärker könnten diese sich natürlich entwickeln. Für ihre Gedanken würde ich eine horrende Summe Geld bezahlen, auch ich bin käuflich.

In einem Anflug geistiger Umnachtung sieht sie mich an. Es ist der Körper, der Bände spricht. Ihr Gehirn scheint sich ihr zu verweigern oder sie ist überhaupt nicht damit ausgestattet. Möglicherweise kann sie denken, aber das Sprachzentrum fehlt ihr. Immerhin funktionieren die Augen, sie fixiert mich. Dieses erforschende Ansehen ängstigt mich, ich weiß nicht, was sich dahinter verbirgt. Wut steigt auf, ich schreie sie an – sie soll endlich etwas sagen, egal was. Die Schöne stammelt vor sich hin. Absolut unverständlich, obgleich, besser als nichts. Meine Wut lässt nach.

Über uns kreisen Vögel. Ich gebe Alarm und zerre sie, bevor es zum Angriff kommt, die Lichtung hinunter. Mein Beschützerinstinkt bringt sie zum Lachen, ein klotzhohles, irrsinniges

Lachen. Es klingt so furchtbar, dass ich mich frage, wer eigentlich abgehauen ist. Falls sie spricht, wie sie lacht, könnte ich mühelos darauf verzichten. Maximal zum Brotbacken geeignet, für mehr reicht es nicht. Wahrscheinlich stammt sie aus einer anderen Epoche. Meine Angst ist verflogen. Die ganze Aktion sollte man exklusiv an die Zeitung verkaufen. Die gebräunte Namenlose ist mit ihrer Schönheit prädestiniert für das Titelblatt – für alles andere bin ich zuständig.

Sonja ist die weitaus Klügere der beiden, eine Spur weniger schön, aber eben klug. Für eine Frau viel zu klug, schon fast gerissen. Wehmütige Erinnerungen kommen hoch. Und wenn ich mir das genauer überlege, habe ich Sonja auch lieber angesehen, als mit ihr geredet. Ich gebe der namenlosen Schönen eine letzte Chance, nutzt sie diese nicht, muss ich sie gezwungenermaßen allein in der Wildnis zurücklassen.

Als ihr glucksendes Lachen abklingt, spricht sie. Ich bin fasziniert von der ruhigen, nahezu sanften Stimme, die aus ihrem Kehlkopf dringt. Dieser Stimme kann man vertrauen, sie ist nicht böse. Sie fragt und fragt, scheint alles wissen zu wollen. Je mehr ich ihr erzähle, desto ruhiger und entspannter wird sie. Ich bin froh, dass sie mir in der Einsamkeit des grausamen Waldes begegnet ist. Sie redet viel. Ich mag nicht antworten, ich bin müde von den Strapazen und Aufregungen des Tages.

Gemeinsam machen wir uns auf den Rückweg. Ich habe das Gefühl, dass sie pausenlos auf mich einredet. Mein Gehirn ist überlastet, nimmt kaum noch etwas auf. Von ihr würde ich mir jetzt alles gefallen lassen. Sie zeigt mir einige Juwelen der Vogelwelt, ehe wir den Schutz des Waldes verlassen und über einige Feldwege zum Klinikparkplatz gelangen. Mich interessieren die Vögel nicht, ebenso wenig der Feldweg oder der Parkplatz. Ich möchte meine Ruhe.

Sie bringt mich zurück in die Klinik und liefert mich beim Chef höchst selbst ab. Der weiße Kittel hat ihn verraten. Sie hat mich verraten, immerhin habe ich ihr vertraut. Meine Müdigkeit ist zu groß, als dass ich mich wehren könnte. Über mein eigenmächtiges Verschwinden verliert niemand ein Wort. Die Medikamente werden überprüft und neu eingestellt, allerdings wird verstärkt darauf geachtet, dass ich sie tatsächlich einnehme. Die Wichtigkeit dessen wird, wie damals gründlich erläutert. Ich halte mich nicht für krank und habe sie deshalb weggelassen, sage aber nichts.

Aufwärts

Die namenlose Schöne heißt Jennifer. Trotzdem ich nicht weiß, was sie an mir findet, kommt sie mich manchmal besuchen. Das aktuelle Therapieziel ist der Aufbau von Tagesstrukturen, die mir mal wieder verloren gegangen sind. Das alles lässt sich nur ertragen, weil es Jennifer gibt. Sie hat den Platz von Sonja eingenommen. Jennifers Gehirn übersteigt doch den Intellekt einer Rosine, meine anfängliche Vermutung war falsch. Auch ein Genie kann sich irren.

Jennifer gibt mir Kraft, sie ist der wichtigste Mensch in meinem Leben. Ich freue mich schon Tage vorher auf ihren Besuch. Für sie nehme ich meine Medikamente, lasse mich therapieren und halte mich an die restlichen Verordnungen und Abmachungen. Die Gespräche mit dem Therapeuten sind gut, die Vergangenheit wird bloß noch selten zum Thema. Ich mag nicht länger darüber nachdenken und hülle mich in Schweigen. Er akzeptiert das.

Meine Zukunft ist wichtig – Jennifer. Sie gibt meinem Leben den Sinn. Ich bin gerne mit ihr zusammen – wir unterhalten uns, wir schweigen, aber anfassen mag ich sie nicht. Das alte Problem mit neuer Besetzung. Obwohl ich jenes nicht als problematisch empfinde, erahne ich nicht, wie sie das sieht. Außerdem weiß ich nicht, was sie von mir erwartet oder mit mir erwartet. Ich weiß, was ich will und das ist sie. Für Jennifer würde ich mich an alle Regeln halten, würde jedoch genauso alle Regeln brechen. Dagegen war Sonja nur die Generalprobe. Mein Therapeut sagt nichts dazu, uns fällt nichts ein. Jennifer ist mein Leben, obgleich sie andere Vorstellungen davon hat als ich. Das Wort Liebe mag ich nicht definieren, nicht in ihrer Gegenwart und nicht sonst. Dennoch würde ich für sie den Liebestod sterben. An meine Zimmer- und Stationskollegen habe ich mich gewöhnt. Es ist ein Kommen und Gehen, der harte Kern bleibt. Man sieht sich, man kennt sich, man unterhält sich – über Wichtiges und Belangloses, oder man redet vor sich hin. An die kleinen Zwischenfälle haben wir uns gewöhnt. Meine ehemals Namenlose schreckt nichts von alldem ab. Sie ist da und ich habe das Gefühl, dass sie mich versteht, ohne viele Worte. Mein Therapeut warnt mich vor Enttäuschung, versucht mich förmlich darauf vorzubereiten. Ich streike, daran will ich keinen Gedanken verschwenden. Das sind mittelständische Zweifel, die nichts zu bedeuten haben. Jennifer enttäuscht mich nicht.

Der Ablauf im Haus ist für mich Normalität geworden, der Tag hat die erwünschte Struktur bekommen und zusätzlich Jennifer. Das nächste Ziel ist die Tagesklinik. Jennifer überschattet sämtliche Wünsche, sogar berufliche Ideen sind durch sie in den Hintergrund gerückt. Sie ist ein Teil von mir geworden, sie bedeutet mir alles und ich möchte nicht an den Tag denken, an dem es vorbei ist und sie mir den Rücken kehrt. Durch sie ist mein Leben lebenswert geworden. Die Höhen und Tiefen meines Daseins sind nicht mehr bestimmend. Sie ist der Grund dafür, dass ich das Ziel dieser Station erreicht habe und bald in eine Wohngruppe der Tagesklinik wechseln kann. Ich nehme die Herausforderung an und freue mich darauf.

Einsichten

Etwas ängstlich, aber dennoch zukunftsorientiert ist es Zeit, eigene Pläne zu schmieden und neue Wege zu gehen. Das ist möglich, schließlich befinde ich mich in der sogenannten Remissionsphase meiner Krankheit. Momentan geht es mir gut, was ich der Existenz Jennifers zuschreibe. Sie lenkt mich ab, von meinen Bedenken tatsächlich bösartig zu sein. Seit ich ihretwegen die Medikamente anweisungsgemäß einnehme, ist das Monster in mir zur Ruhe gekommen. Obgleich es weiterhin da ist, befindet es sich in Starre, ist quasi ungefährlich.

Die räumliche Umgewöhnung fällt mir erstaunlich leicht. Fern von Kapitalismus als Lebensform. Ich bewohne ein Zimmer alleine. Niemand mehr, der vor dem Schrank sitzt oder mit Plastiktelefonen spricht. Betreutes Wohnen bedeutet, dass die einigermaßen stabilen Patienten, einer Notrutsche gleichend, zusammengewürfelt sind. Hier trifft sich alles, was einigermaßen resozialisierbar ist.

Seiltanz

Die Kontaktaufnahme zu den Mitpatienten und Betreuern ist wesentlich schwerer als zu meinem möblierten Zimmer. Nur dort kann ich ungestört Monologe halten und von geplatzten Ölpipelines träumen, um diverse Spannungszustände in mir auszugleichen. Die anderen Autoritäten reize ich mit meinen Geheimnissen bis aufs Blut. Wider besseres Wissens provoziere ich geradezu, zum Opfer zu werden. Der Interessenkonflikt ist groß. Mein Wortschatz ist prägnant und verhindert ein kompromissloses Anpassen. Ich fühle mich wie unter Eismenschen. Eine unschöne Entgleisung folgt der nächsten und trotzdem gehöre ich ebenfalls zur ersten Garde. Um es auf den Punkt zu bringen – ich bin im Begriff zu verlieren. Doch das ist mein Rhythmus, meine anthropomorphisierte Welt.

Zerreißprobe

Der Kitsch von der These der Familie ist absurd, ein Trickfilm. Ich will ein gewaltloses Leben und ziehe den Zorn auf mich, weil ich meisterhaft provozierend sein kann. Ignoranz und Intoleranz sind die einzigen meinen Tag bestimmenden persönlichen Bereicherungen. Für die anderen gibt es keinen Platz, weder für die Mitbewohner noch für die Krisenmanager. Meinen Seelenklempner könnte ich mitunter zu Fischfutter zerhacken. Er kann mir die Last nicht von den Schultern nehmen. Die Höhenflüge sind Vergangenheit, was mich der Zukunft ohnmächtig gegenüberstehen lässt – ein stetiges Abtasten, ein nie endender Weg. Mein inneres Elend befindet sich in der Warteschleife. Dem leise brodelnden Kessel in mir wird wieder Absolution erteilt – Schützenfest der Zerrissenheit. Jennifer steht mir ermutigend zur Seite. Sie ist das schmale Band zwischen Leben und Tod, das schweißt zusammen.

Wegen der Philosophie des Miteinanders werden die anfallenden Arbeiten innerhalb der Wohngruppe gerecht verteilt. Entsprechend sind auch die Zeiten des Rückzugs vorgegeben. Die Welt ist bitter und doch Teil unserer Wegfindung. Anscheinend können wir uns alle nicht unterordnen, das lässt mich aufatmen und gibt mir etwas Zuversicht. Nachgeben fällt schwer, eine menschliche Reaktion. Wir sind das betende Volk – vollendete Schauspieler mit Charakterrolle – und bekommen das von der Inquisition dieser hochneurotischen Welt täglich bestätigt. Es ist das Erbe, das uns alle zerstört – Dinge, die man nicht streichen oder vergessen kann.

Die Kommunikation untereinander ist nicht bewegend, eher pathetisch. Wir sind alle Helden, mit dem Durst sich zu beweisen. Eine Randgruppe, die sich gegenseitig Schmerz zufügt und um Verzeihung bittet. In uns die zum Siechtum führende Zaubertrankbrauerei. Aus Entfremdung wird Geborgenheit, man findet zusammen, allmählich und magisch. Ein buddhaähnlicher Ruhezustand ist die Folge der Art und Weise, die keine Erholung zulässt. Das morbide Schweigen ist steinzeitliches Verhalten – ohne Recht, das zu verurteilen.

Anpassung

Gelegentlich fühle ich mich als Goldgräber in meiner eigenen Welt. Ich nehme mich anders wahr, bis mein Denken sich wieder zivilisiert. Währenddessen empfinde ich meine Mitbewohner als Schrumpfköpfe und Proleten, einer blöden Spaßkultur angehörend. Raumschiff-Enterprise-Niveau. Mich überkommt Jähzorn, wenn ich an die Konsistenz der Gruppe denke.

Eine Besetzung, die von Triefnasen zu anderen Qualen im Kopf reicht. Menschen regen mich auf. Ich fühle mich als Kosmetikvertreter zwischen fossilen Brennelementen.

Manchmal will mein Inneres nach außen, wie eine Zeitbombe, die zu zerplatzen droht – eine Risikoanalyse macht niemand. Bald darauf globalisiert sich die Welt und der Reue folgt Befreiung. Wahrscheinlich alle hoch gelobt und tief gefallen, mit dem gebetsmühlenartigen Wunsch nach der Manipulation des Seins.

Das gemeinsame Frühstück ist die Einleitung eines jeden Tages, danach mit dem Lunchpaket in die Klinik, dort die altbekannten Therapien und weitere Mahlzeiten – ein fairer Prozess. Freie Tage verlaufen weniger enthusiastisch, beinahe primitiv. Jennifer ist meine Prozession, mein Licht. Wenn sie da ist, kann die ganze Welt abtransportiert werden. Nur in ihrer Gegenwart ist Erlebtes und Abgespeichertes separiert aufzufinden. Nicht einmal der die Hecke trimmende Nachbar oder die zarten Flötenklänge seiner Tochter können von Jennifer ablenken. Ihre geheime Verführungskraft ist allmächtig, fast eine ethnologische Tat. Für sie lohnt sich Verbrechen wieder. Sie ist die Kontrolle meiner Welt, klare Gewinnerin im Geschlechterkampf. Unsere Verbindung ist inzwischen tief verwurzelt und für mich lebensnotwendig. In ihrer Nähe kann ich eigenen Einsatz zeigen und vielleicht irgendwann zur Normalität zurückfinden – zu meiner Normalität.

Viel weiß ich nicht von Jennifer und dennoch glaube ich, alles von ihr zu kennen. Jede Geste, jede Reaktion, alles ist mir bekannt. Vor einem leichtfertigen Umgang muss ich mich nicht fürchten, momentan zumindest nicht. Sie verleitet mich dazu, realistisch zu bleiben – keine Erwartungen, keine Bedingungen und sie will diese Beziehung nicht zu einer wirklichen machen. Mir genügt das – Hauptsache, sie ist da.

Meine Zukunft ist eine neue Wohngruppe, mit regelmäßigen Stippvisiten in der Ambulanz der Klinik und eventuell eine teilweise berufliche Wiedereingliederung. Ob mir der Sprung dorthin je gelingen wird, weiß ich nicht. Gleichwohl, ich wünsche mir Glück für die weite Reise. Ich kann es schaffen und doch muss ich ehrlich zu mir selbst sein und bedenken, dass es Menschen gibt, die ihr Loch brauchen, um zu existieren.

Danksagung

M it der Umsetzung einer lange bestehenden Idee schließt sich nun der Kreis.

Mein herzlicher Dank und mein ganzer Respekt gehen an Martin A. – für das „nicht ganz einfache" Lektorat, an Stephan – für das Beständige und „ist doch easy going",

an Johannes und Katharina – für die guten Gedanken und die Kreativität und nicht zuletzt an alle anderen – für den Halt und die Unterstützung.

Weitere Titel der Edition BOD

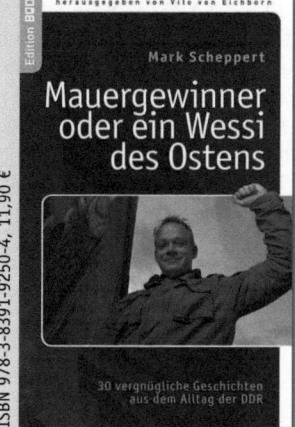

ISBN 978-3-8391-9250-4, 11,90 €

„Temporeich und witzig geschrieben
und dabei schonungslos ehrlich!"
Vito von Eichborn

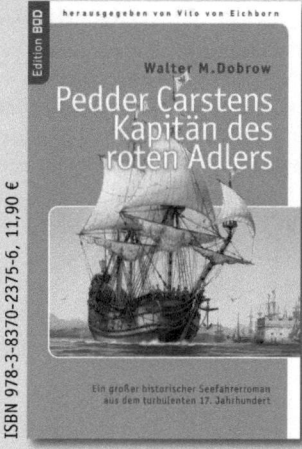

ISBN 978-3-8370-2375-6, 11,90 €

„Bei diesem Dobrow stimmt alles!"
Vito von Eichborn

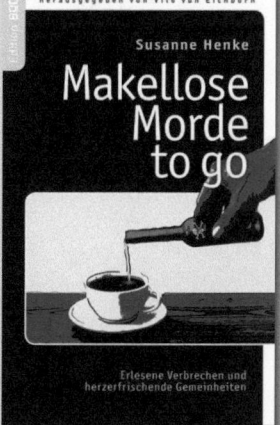

ISBN 978-3-8391-9252-8, 12,90 €

„Die makabere Hinterlist und fiese
Heimtücke in diesen Stories ist
rundherum allerbeste Unterhaltung."
Vito von Eichborn

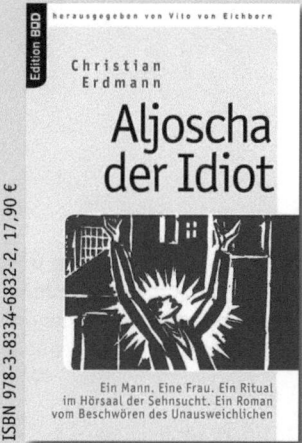

ISBN 978-3-8334-6832-2, 17,90 €

„Wer dies liest, der bekommt einen
glücklichen Ausdruck im Gesicht ..."
Vito von Eichborn

BoD ist ein moderner Autorenverlag. Jeder Autor kann bei BoD zu
überschaubaren Kosten sein eigenes Buch veröffentlichen – der Vielfalt
sind keine Grenzen gesetzt: Schulgeschichten und Philosophie, moderne
Märchen und Ratgeber finden ihren Platz ebenso wie Sinnsprüche und
Zeitgeschehen, das Phantastische wie die alltägliche Realität. BoD macht
aus einem Manuskript in kurzer Zeit ein fertiges Buch. Und jeder Leser kann
es kaufen, überall im deutschsprachigen Buchhandel und in nahezu allen
Internet-Buchshops wie Amazon oder Libri.de. Denn jedes BoD-Buch ist in
den für Buchhändler so wichtigen Großhandelskatalogen zu finden – die
entscheidende Voraussetzung für den Bucherfolg.

Informieren Sie sich über Ihre Möglichkeiten auf www.bod.de.

Bibliografische Information der Deutschen Bibliothek:
Die Deutsche Bibliothek verzeichnet diese Publikation
in der Deutschen Nationalbibliografie; detaillierte Daten
sind im Internet über <http://dnb.ddb.de> abrufbar.

© 2007 Christa Windmüller

Satz, Umschlagdesign, Herstellung und Verlag:
Books on Demand GmbH, Norderstedt

ISBN: 978-3-8391-7608-5